MELANIE WENZEL

Herbal Healing

Medizin aus der Natur

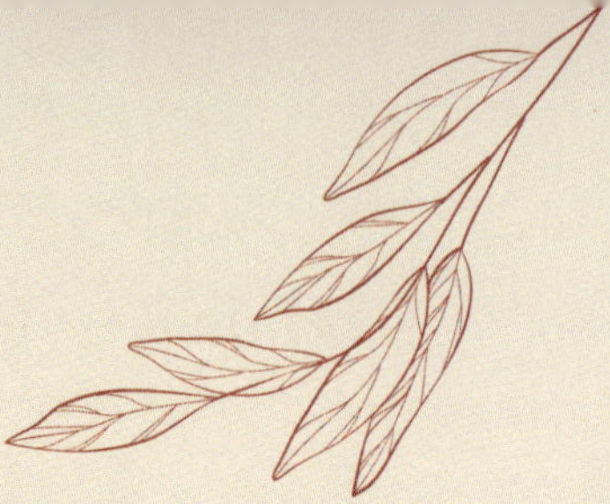

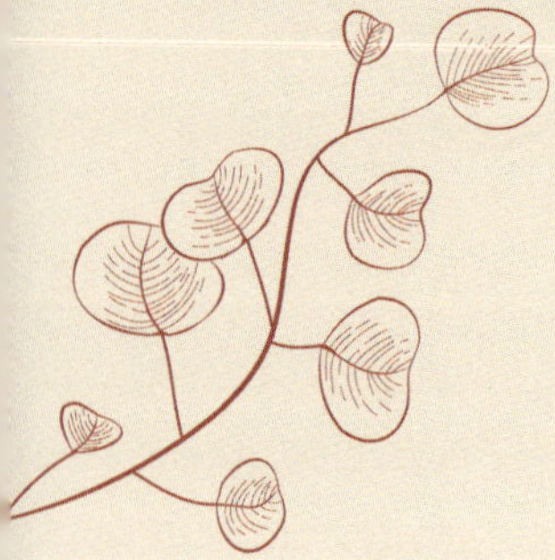

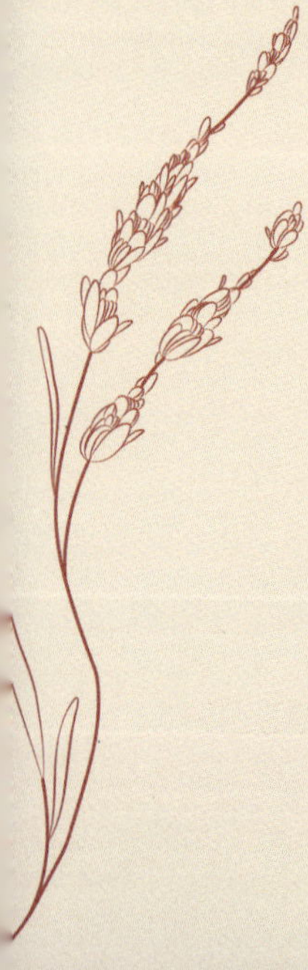

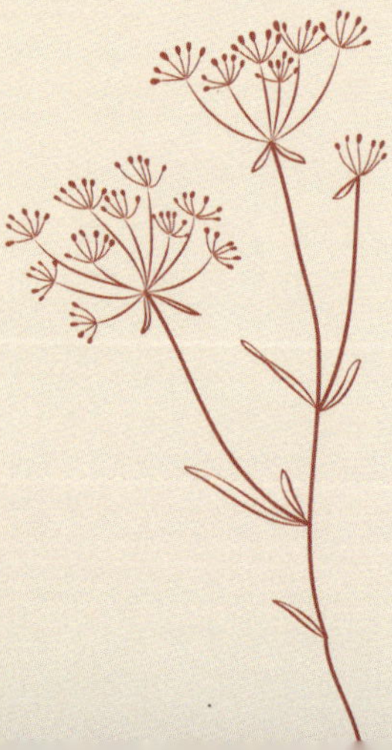

MELANIE WENZEL

Herbal Healing

Medizin aus der Natur

Nutzen Sie die Kraft der Heilpflanzen, um akute Beschwerden zu lindern und mentales Wohlbefinden zu fördern

riva

Inhalt

Kapitel 3: Heilrezepte 49

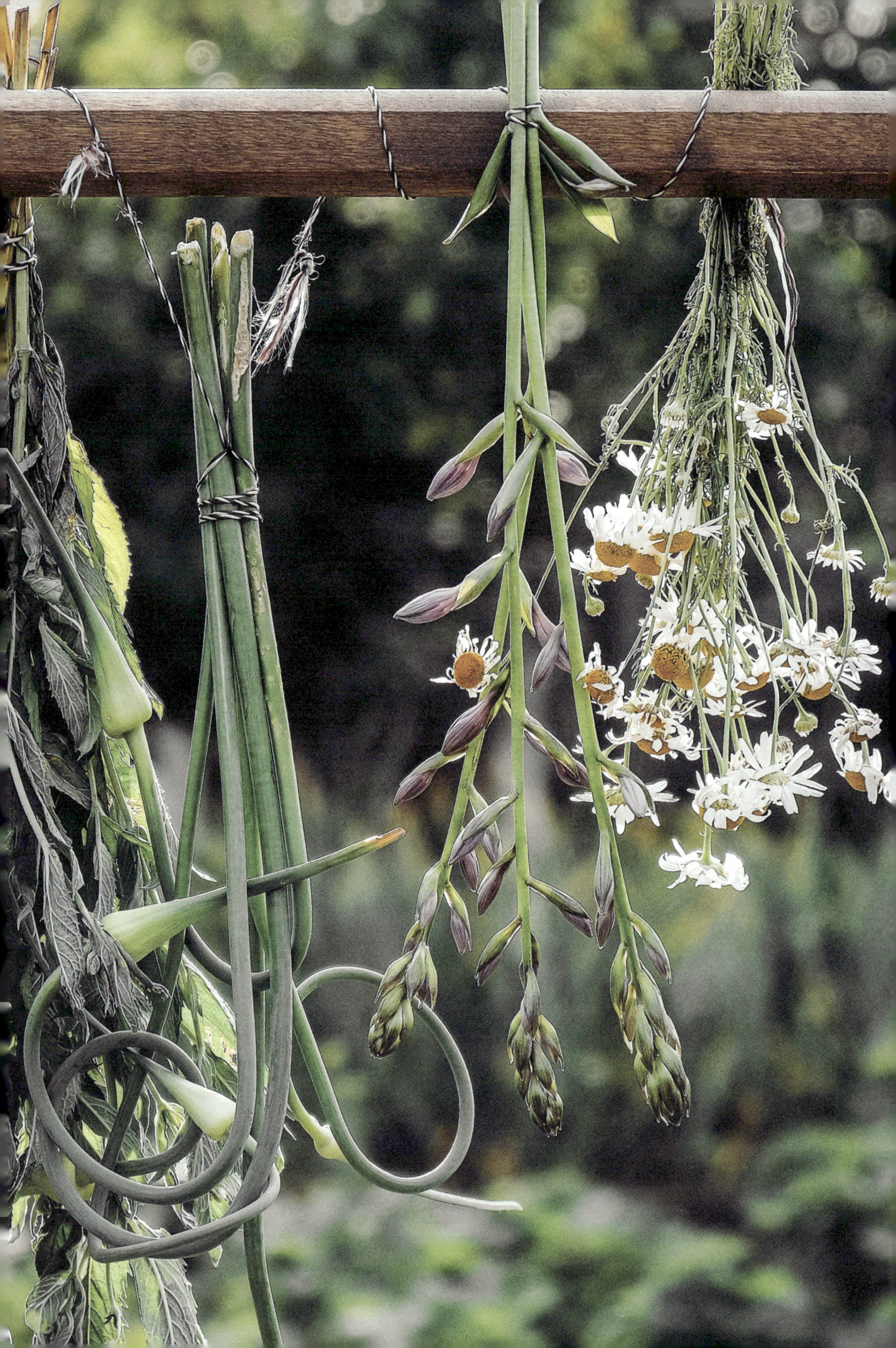

Vorwort

Es war mitten im Hochsommer – draußen flirrte die Hitze über dem Kölner Asphalt, in den Parks brummten die Rasenmäher, und die Menschen schleckten Eis wie Weltmeister. Ich hingegen saß – glücklich wie ein Trüffelschwein – im angenehm klimatisierten alten Stadtarchiv von Köln und wühlte mich durch Kisten, Kartons und Schubladen mit vergilbten Dokumenten.

Mein Ziel: alte Heilschriften von Badern, Landärzten und Heilkundigen aus längst vergangenen Zeiten. Ich wollte wissen, was sie wussten. Wie sie behandelten. Welche Pflanzen sie einsetzten. Und wie viel von ihrem Wissen womöglich noch heute Gültigkeit hat.

Die Begeisterung war groß – die Lesbarkeit leider weniger. Die Handschriften glichen oft rätselhaften Kunstwerken, geschrieben in Tinte, die verlaufen war, auf Pergament, das mehr Riss als Fläche war. Und dann diese Sprachen! Latein, Altdeutsch, ein Hauch Niederländisch – alles mit einem Schwung geschrieben, den man heute eher in der Kunstgalerie als im Medizinstudium erwarten würde.

Kurz gesagt: Ich verstand – nichts.

Aber wer mich kennt, weiß: Aufgeben ist keine Option. Also begab ich mich auf eine neue Spur – über Sekundärliteratur, moderne Auswertungen, Übersetzungen und wissenschaftliche Abhandlungen. Und je mehr ich las, desto faszinierter war ich.

Da war zum Beispiel Paracelsus, der unbequeme Vordenker, der mit seinen alchemistischen Ideen und seinem ganzheitlichen Menschenbild seiner Zeit weit voraus war. Oder Hildegard von Bingen, die mit heilenden Klosterpflanzen, spiritueller Tiefe und einer beachtlichen Portion weiblicher Stärke ein ganzes Heilsystem erschuf. Und dann Trotula von Salerno – eine Frau, die schon im 11. Jahrhundert über Menstruationsbeschwerden und Geburtshilfe schrieb, als andere noch darüber diskutierten, ob Frauen überhaupt eine Seele haben.

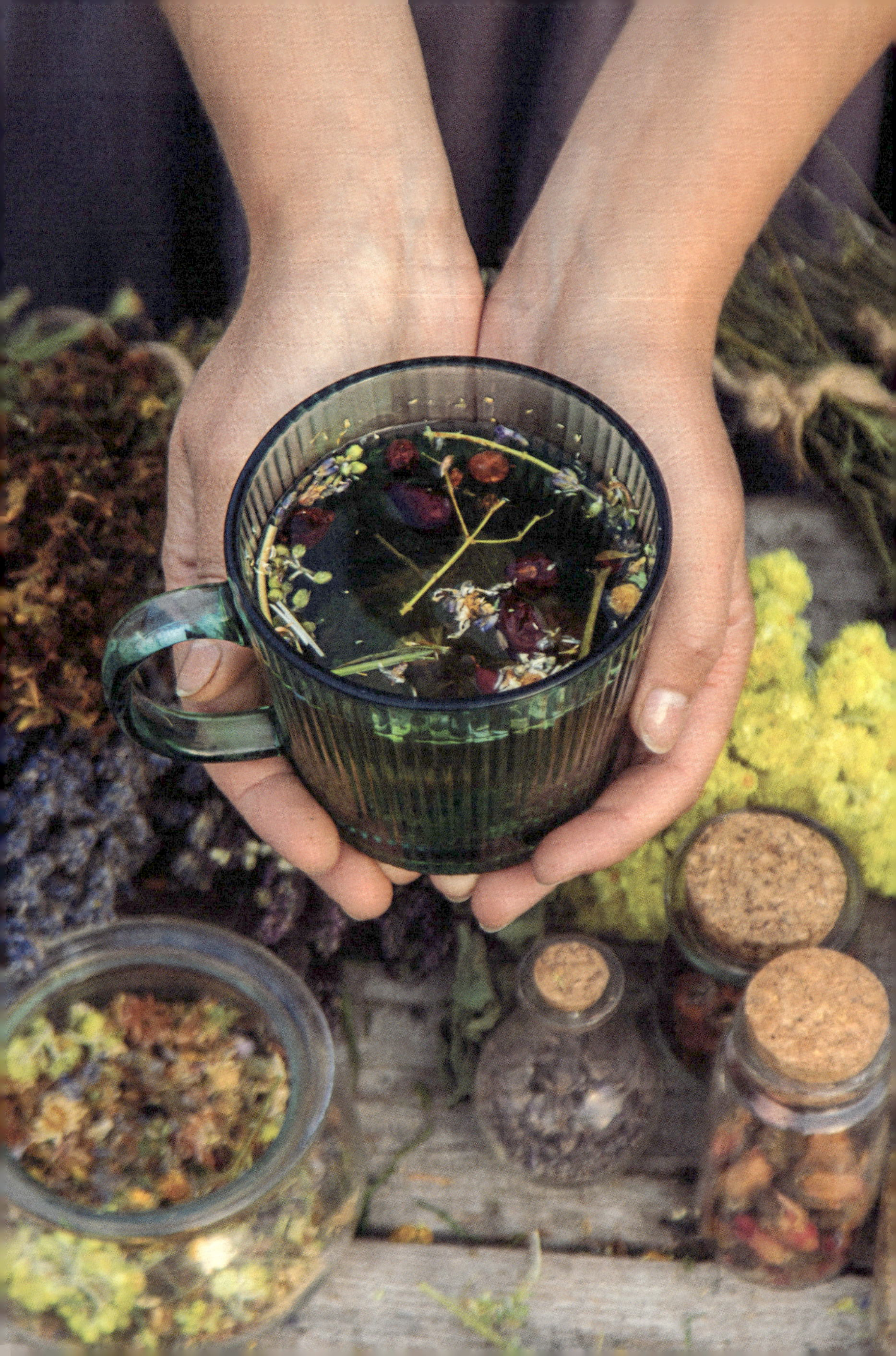

Diese Persönlichkeiten haben mich tief beeindruckt. Sie dachten nicht in Symptomen, sondern in Zusammenhängen. Sie behandelten nicht nur den Körper, sondern auch Geist und Lebensumfeld. Sie schauten mit großem Respekt auf die Natur – und auf den Menschen als Teil von ihr.

Aber: Viele ihrer Rezepte waren – sagen wir – kreativ. Neben den bewährten Kräutern fanden sich auch Inhaltsstoffe, die ich mit Freude und voller Überzeugung aussortiert habe. Ziegenurin, gekochte Tintenfischreste, geriebene Hirschgeweihe, Asche von verbrannten Maulwürfen – das alles findet in diesem Buch garantiert keine Wiederauferstehung.

Was geblieben ist, ist die Essenz: das Wissen um die Kraft der Pflanzen, das Vertrauen in natürliche Prozesse und die Vorstellung, dass Heilung manchmal einfach Zeit, Wärme, Geduld und ein gutes Kräuterelixier braucht.

Dieses Buch ist meine persönliche Verbeugung vor diesen alten Heilkundigen. Es ist eine Einladung, sich inspirieren zu lassen, zu staunen – und selbst aktiv zu werden. Denn so vieles von dem, was früher wirkte, wirkt noch immer. Man muss es nur ein bisschen übersetzen. Und genau das habe ich versucht – mit Herz, Verstand und einem Augenzwinkern.

Herzlich,

Ihre Melanie Wenzel

Kapitel 1

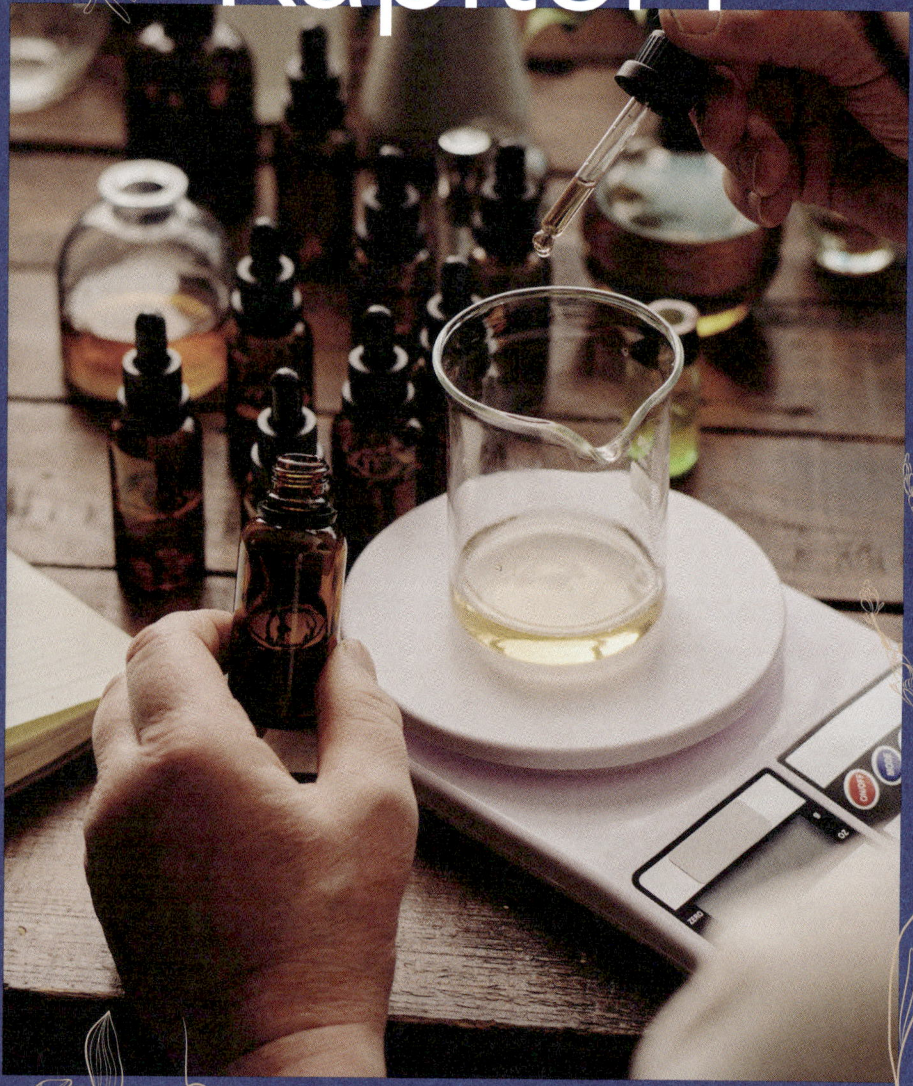

Ein weiser Blick zurück

Auf den Spuren der alten Heilkundigen

Bevor es Superfood, Smoothies in stylischen Gläsern oder Detox-Wochen mit digitaler Begleitung gab, gab es sie: die alten Meisterinnen und Meister der Naturheilkunde. Menschen, die mit wachem Blick durch Kräuterwiesen streiften, deren »Labor« oft ein klappriger Holztisch war – und deren Wissen trotzdem ganze Generationen überdauerte.

Ihre Rezepte waren mal genial, mal gewöhnungsbedürftig (ja, es wird im Laufe dieses Buchs noch über Ziegenurin zu sprechen sein), aber ihr Anliegen war immer dasselbe: den Menschen mit den Mitteln der Natur zu helfen.

Sie heilten mit Blättern, Wurzeln und dem, was gerade verfügbar war – manchmal auch mit einem Gebet oder einem kräftigen Aufguss von gesundem Menschenverstand. Und obwohl viele von ihnen in Sandalen, Kutten oder ganz ohne lateinisches Diplom unterwegs waren, waren sie in Wahrheit Pionierinnen und Pioniere einer Medizin, die heute wieder hochaktuell ist: ganzheitlich, pflanzenbasiert, menschenfreundlich.

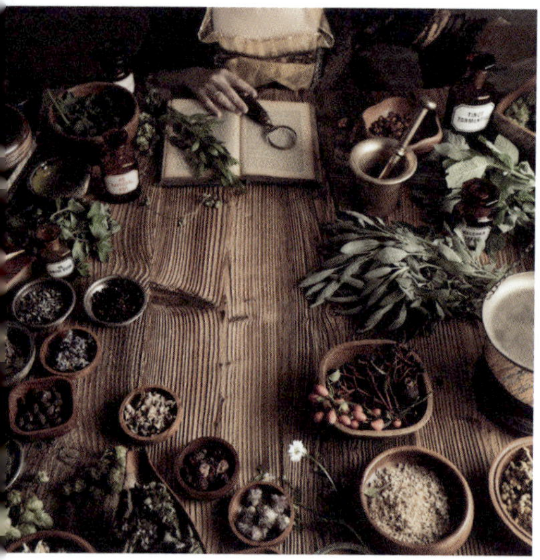

Die alten Heilkundigen heilten mit allerhand Pflanzen und Kräutern.

Wer waren diese klugen Köpfe, die ihre Zeit mit Mörser, Federkiel und einem erstaunlich modernen Blick auf den Menschen verbrachten?

Werfen wir einen Blick zurück und begegnen wir ihnen dort, wo sie immer noch auf uns warten: in ihren Geschichten, Ideen und Rezepturen.

Pedanios Dioskurides - der Vater der Kräutermedizin

Wenn wir heute durch Kräutergärten streifen, Tees zubereiten oder Salben anrühren, dann tun wir das oft – ohne es zu wissen – in den Fußstapfen eines Mannes, der vor fast 2000 Jahren lebte: Pedanios Dioskurides.

Er war Arzt, Botaniker und Pharmakologe – und wahrscheinlich der bedeutendste Arzneikundige der Antike. Geboren wurde er um das Jahr 40 n. Chr. in Anazarbos, einer Stadt in der römischen Provinz Kilikien im heutigen Südanatolien (Türkei). Er lebte und wirkte also in einer Region, die damals eine Schnittstelle sehr verschiedener Kulturen war: römisch, griechisch, persisch, ägyptisch.

Ein Arzt auf Reisen

Dioskurides war Militärarzt im Dienste des Römischen Reichs – das bedeutete, viel unterwegs zu sein. Auf seinen Feldzügen durch Kleinasien, Nordafrika, den Balkan und den Mittelmeerraum sammelte er nicht nur medizinische Erfahrungen, sondern auch Kräuter, Wurzeln, Harze und andere Arzneimittel.

Er war ein Mann, der lieber mit der Lupe als mit dem Lehrbuch arbeitete. Er beobachtete genau, probierte aus und dokumentierte akribisch. Seine wichtigste Hinterlassenschaft ist das Werk *De Materia Medica* – ein umfassendes Heilpflanzenbuch in fünf Bänden, das zu einem der einflussreichsten medizinischen Werke der Weltgeschichte wurde.

De Materia Medica: das Standardwerk der Heilpflanzen

In seinem Werk beschreibt Dioskurides über 600 Heilpflanzen, dazu Mineralien, tierische Arzneien und zahllose Rezepturen für Salben, Tinkturen, Pulver und Extrakte. Jede Pflanze wird ausführlich in Wirkung, Anwendung und Dosierung beschrieben – viele mit Hinweisen auf gefährliche Nebenwirkungen oder Verwechslungsmöglichkeiten.

Besonders bemerkenswert: Dioskurides unterscheidet bereits zwischen innerer und äußerer Anwendung, warnt vor Überdosierung und betont immer wieder die Bedeutung von Erfahrung und Maßhalten. Und warum war das ein absolutes Novum?

Erstens, weil wir hier über das 1. Jahrhundert n. Chr. sprechen: In einer Zeit, in der viele medizinische Anwendungen noch auf Aberglauben, magischem Denken oder bloßer Beobachtung beruhten, zeigt Dioskurides eine medizinische Denkweise, die seiner Zeit Jahrhunderte voraus war. Seine Unterscheidung zwischen innerlicher und äußerlicher Anwendung zeigt ein Verständnis für die unterschiedliche Wirkung je nach Einnahmeweg – ein Prinzip, das in der modernen Pharmakologie zentral ist.

Zweitens, weil er Risiken benennt, und zwar klar und deutlich. Das war unüblich. Viele seiner Zeitgenossen (und auch später noch viele »Volksheiler«) lobten die Heilpflanzen oft in den Himmel, ohne auf Risiken einzugehen. Dioskurides hingegen warnt vor Überdosierung, spricht über Nebenwirkungen und Verwechslungsgefahren – als ob er schon gewusst hätte, was auf einem heutigen Beipackzettel steht. Das zeigt: Er behandelte Pflanzen nicht romantisch verklärt, sondern als wirksame Substanzen, die – wie jedes Medikament – falsch angewendet auch schaden können.

Und drittens, weil er auf Erfahrung statt Dogma setzt. Er sagt sinngemäß: »Nur weil eine Pflanze wirkt, heißt das nicht, dass sie immer und für alle gut ist.« Dieses Prinzip von Maßhalten, Erfahrung und individuellem Einsatz ist heute wieder hochaktuell – und war damals revolutionär. Er forderte praktisch eine verantwortungsvolle Pflanzenheilkunde, wie wir sie uns auch heute wünschen.

Das Buch wurde ursprünglich auf Griechisch verfasst, aber bald in Latein, Arabisch und viele andere Sprachen übersetzt. Es blieb über 1500 Jahre lang das medizinische Standardwerk Europas, Nordafrikas und des Nahen Ostens – ein gewaltiger Einfluss, der weit über das Mittelalter hinaus reichte.

Dioskurides' Vermächtnis

Das Werk wurde im frühen Mittelalter mit prachtvollen Illustrationen versehen – besonders berühmt ist der sogenannte »Wiener Dioskurides«, eine um 512 n. Chr. entstandene Prachthandschrift, die heute in der Österreichischen Nationalbibliothek liegt und zum UNESCO-Weltdokumentenerbe zählt.

Bis ins 16. Jahrhundert hinein wurde Dioskurides in den Kräuterbüchern zitiert, und viele seiner Empfehlungen finden sich sogar in modernen Arzneibüchern wieder. So ist zum Beispiel seine Beschreibung der Wirkung von Baldrian, Alraune, Mohn oder Eibisch heute noch erstaunlich zutreffend.

Warum Pedanios Dioskurides so besonders ist

- Er war der Erste, der Heilpflanzen systematisch und mit einem praxisorientierten Ansatz beschrieb.
- Er arbeitete interdisziplinär - mit Wissen aus verschiedenen Kulturen und Traditionen.
- Er betonte die Beobachtung vor Theorie - ein echtes Prinzip moderner Naturheilkunde.
- Er schrieb für Praktiker, nicht für Philosophen - sein Werk war eine Gebrauchsanweisung für Heilerinnen und Heiler.

Dioskurides war nicht nur ein Kind seiner Zeit, sondern seiner Zeit weit voraus. In einer Welt, in der man Krankheiten oft den Göttern oder »bösen Säften« zuschrieb, behandelte er Menschen mit Pflanzenauszügen, Umschlägen und Tees – basierend auf genauen Beobachtungen und klinischer Erfahrung.

Heute würde man ihn vermutlich als »evidenzorientierten Kräutermediziner« bezeichnen. Nur mit Sandalen statt Crocs.

Hildegard von Bingen – die Seherin mit Kräutergarten

Wenn es eine Frau gibt, die schon im Mittelalter das Zeug zur Bestsellerautorin hatte, dann ist es Hildegard von Bingen. Benediktinerin, Visionärin, Komponistin, Naturheilkundige, Universalgenie – und, man darf es ruhig so sagen: eine absolute Ausnahmeerscheinung ihrer Zeit.

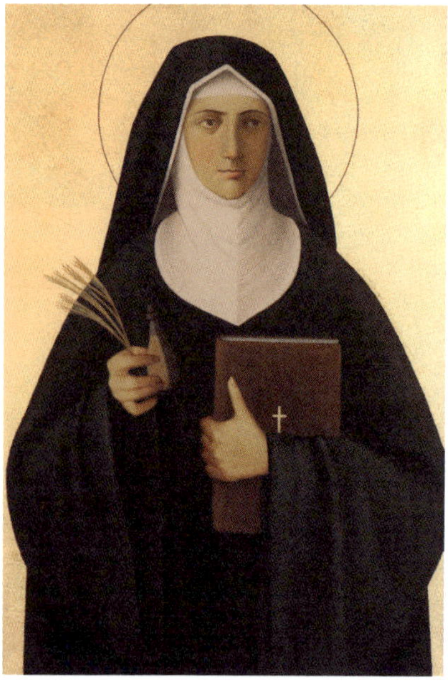

Abbild der Hildegard von Bingen

Geboren im Jahr 1098 in Bermersheim in der Nähe von Alzey, kam sie bereits als junges Mädchen ins Kloster und wurde später Äbtissin des von ihr gegründeten Klosters Rupertsberg bei Bingen. Und obwohl Frauen damals nicht viel galten – schon gar nicht als Autorität in Medizin oder Theologie –, wurde sie von Kaisern, Päpsten und Ärzten gleichermaßen ernst genommen. Warum? Weil sie etwas zu sagen hatte – und das laut eigener Aussage nicht etwa aus eigener Feder, sondern »von oben«.

Göttliche Eingebung statt Laborstudie

Anders als spätere Kräutergelehrte, die sich auf Beobachtung oder empirisches Wissen stützten, beruhte Hildegards naturheilkundliches Werk auf Visionen. Genauer gesagt: auf Eingebungen, die sie von Gott erhielt und von einem Mönch niederschreiben ließ.

In ihren medizinischen Hauptwerken, *Physica* und *Causae et Curae*, beschreibt sie Pflanzen, Steine, Tiere und deren Wirkung auf den Menschen – manchmal sehr konkret, manchmal eher poetisch. Sie sah Zusammenhänge zwischen innerer Balance, spiritueller Haltung, Ernährung und körperlichem Wohlbefinden – ein ganzheitlicher Blick, der Jahrhunderte später wieder unter Begriffen wie »Mind-Body-Medizin« oder »Salutogenese« auftauchte.

Zugegeben: Einige Empfehlungen wirken aus heutiger Sicht etwas – sagen wir – esoterisch (zum Beispiel eine Mischung aus Dinkel, Hirschherz und Bärengalle gegen Herzschwäche). Aber das schmälert nicht den Wert ihres Denkens.

Die Kraft der Grünkraft

Eines ihrer zentralen Konzepte ist die »Viriditas«, die sogenannte Grünkraft. Sie beschreibt damit die lebendige, heilende Energie der Natur, die in Pflanzen, aber auch in Menschen wirkt. Eine Art innerer Saft des Lebens, gespeist aus göttlicher Ordnung, gesunder Ernährung und seelischer Harmonie.

Wer krank ist, hat laut Hildegard seine »Viriditas« verloren und muss sie wiederfinden: mit warmen Kräutertees, Dinkelbrei, Bitterstoffen und der richtigen inneren Haltung.

Was Hildegard von Bingen besonders macht

- Sie war eine der wenigen Frauen ihrer Zeit, die öffentlich auftraten, predigten, schrieben - und ernst genommen wurden.
- Sie verband Medizin mit Mystik, Ernährung mit Ethik und Heilung mit Spiritualität.
- Sie sah den Menschen nicht als Maschine, sondern als lebendigen Teil einer göttlichen Ordnung - mit Körper, Geist und Seele als Einheit.
- Und sie hatte den Mut, all das aufzuschreiben - trotz aller Widerstände.

Was wir von Hildegard von Bingen lernen können

Auch wenn Hildegard von Bingens Heilkunde nicht auf empirischer Forschung beruhte, sondern auf Visionen und intuitivem Verständnis, gilt: Erstaunlich viele ihrer Empfehlungen wurden in der Zwischenzeit durch moderne Studien bestätigt.

Dinkel, ihr absolutes Lieblingsgetreide, gilt heute als gut verträglich, basisch, nährstoffreich und besonders geeignet für sensible Verdauungssysteme. Studien belegen, dass Dinkel gegenüber Weizen weniger Unverträglichkeiten auslöst und eine positive Wirkung auf den Stoffwechsel haben kann.

Bitterstoffe, wie sie in Hildegards Rezepten häufig vorkommen (zum Beispiel Wermut, Enzian, Galgant), sind heute wieder im Trend – und das mit gutem Grund: Sie regen die Verdauungssäfte an, verbessern die Resorption von Nährstoffen und haben über Vermittlung der sogenannten Darm-Hirn-Achse sogar stimmungsaufhellendes Potenzial.

Fenchel, Bertram und Galgant, ihre »Leibkräuter«, zeigen in modernen Untersuchungen entzündungshemmende, verdauungsfördernde und antioxidative Wirkungen. Besonders Galgant (*Alpinia officinarum*) wird aktuell intensiv auf seine Wirksamkeit bei Magenproblemen und zur Herzstärkung untersucht.

Auch ihre Idee der Fastenzeiten zur Reinigung und seelischen Klärung findet heute in der evidenzbasierten Medizin (zum Beispiel durch Studien der Charité und des Max-Planck-Instituts) neue Aufmerksamkeit – unter Stichwörtern wie Intervallfasten, autophagische Prozesse und Regeneration durch Ernährungspausen.

Kurz gesagt: Die Wissenschaft hat inzwischen viele ihrer intuitiven Eingebungen bestätigt. Es spricht nur heute niemand mehr von »göttlicher Grünkraft«, sondern von polyphenolreicher Ernährung, probiotischer Wirkung oder adaptogenen Pflanzenstoffen. Aber egal, wie man es nennt – Hildegard war ihrer Zeit weit voraus. Und ihr Denken erinnert uns daran, dass man Wissen auch spüren kann – und dass manchmal selbst eine Vision mehr Substanz hat als ein schlecht gemachtes Studienprotokoll.

Trotula von Salerno - die Mutter der Frauenheilkunde

Trotula – schon der Name klingt wie ein Kräuterlikör mit heilender Wirkung. Und in gewisser Weise war sie genau das: eine kraftvolle Mischung aus Wissen, Mut und Mitgefühl. Im 11. Jahrhundert, als man Frauen medizinisch bestenfalls ignorierte oder schlimmstenfalls »behandelte«, weil sie angeblich von Natur aus schwach, launisch oder irgendwie problematisch waren, trat Trotula von Salerno auf den Plan und stellte das Weltbild ihrer männlichen Kollegen gehörig auf den Kopf.

Heilkunst an der Wiege der Medizin

Trotula von Salerno wirkte an der berühmten Medizinschule von Salerno, dem ersten medizinischen Lehrzentrum Europas im Mittelalter. In dieser ungewöhnlich offenen Stadt im Süden Italiens, an einem Schnittpunkt zwischen Orient und Okzident, durfte nicht nur über Kräuter und Aderlass diskutiert werden, sondern auch über Menstruation, Geburt und Wechseljahre – und das aus der Perspektive einer Frau.

Ihr Hauptwerk, *De passionibus mulierum ante et post partum* (Über die Leiden der Frauen vor und nach der Geburt), ist ein Meilenstein in der Medizingeschichte. Darin geht es nicht – wie so oft damals – um die »Korrektur« des weiblichen Körpers, sondern um seine Unterstützung und Pflege.

Fürsorge statt Kontrolle

Trotula von Salerno selbst schrieb natürlich in mittelalterlichem Latein – und zum Teil sehr medizinisch-technisch –, aber ihr Werk zeigt deutlich: Sie betrachtete den weiblichen Körper nicht als defizitär oder krankhaft, sondern als eigenständig, komplex und unterstützungswürdig. Sie forderte Fürsorge statt Kontrolle, was für die damalige Zeit nicht weniger als revolutionär war.

Ihre Empfehlungen reichten von Kräuterumschlägen bei Menstruationsschmerzen über duftende Vaginalspülungen bis hin zu hormonellen Ausgleichskräutern und Tipps für die Geburtsvorbereitung. Auch psychische Aspekte sprach sie an – etwa die emotionale Belastung durch ungewollte Kinderlosigkeit oder Geburtstraumata. Für ihre Zeit war das hochmodern.

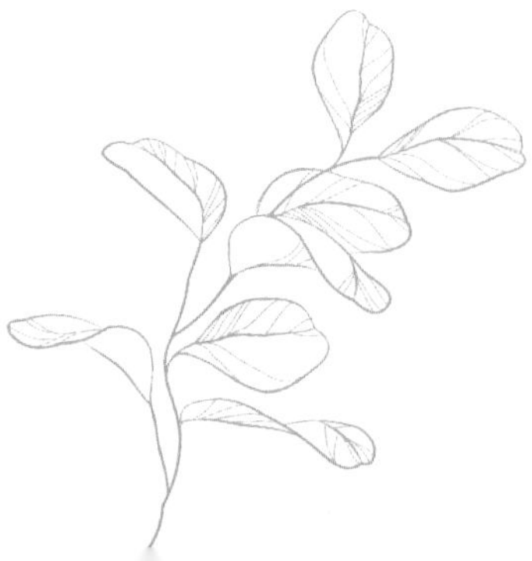

Die erste Frauenärztin Europas?

Trotula von Salerno gilt heute als eine der ersten Gynäkologinnen Europas – auch wenn ihr Name lange Zeit verdrängt, vergessen oder männlichen Autoren zugeschrieben wurde (kein seltenes Schicksal für kluge Frauen der Geschichte). Erst im 20. Jahrhundert begann man, sie wiederzuentdecken und ihr Werk neu zu würdigen.

Besonders bemerkenswert: Sie behandelte nicht nur Frauen, sondern schrieb auch Ratgeber für Männer – wie diese Frauen besser verstehen, begleiten und unterstützen können. Man möchte fast sagen: Trotula von Salerno war ihrer Zeit in Sachen »Gender-Sensibilität« etwa 1000 Jahre voraus.

Was wir von Trotula von Salerno lernen können

Trotula zeigt uns:

- Frauenkörper sind kein medizinischer Ausnahmezustand, sondern ebenso gesund, verletzlich, stark und schützenswert wie die männlichen.
- Zyklische Prozesse stellen keine Schwäche dar, sondern sind Teil eines komplexen Gleichgewichts.
- Und echte Heilkunde funktioniert niemals von oben herab, sondern nur mit Respekt, Empathie und echtem Zuhören.

Viele ihrer pflanzlichen Empfehlungen, etwa zur Linderung von Menstruationsbeschwerden, zur Geburtsvorbereitung oder für den hormonellen Ausgleich, lassen sich heute mit modernen Mitteln umsetzen und zeigen erstaunliche Parallelen zur aktuellen Phytotherapie.

Ob sie geahnt hat, dass ihre Visionen noch 1000 Jahre später in Büchern wie diesem weiterleben würden? Wahrscheinlich nicht. Aber eines ist sicher: Trotulas Stimme war stark – und sie klingt bis heute nach.

Paracelsus - der Alchemist mit sturem Kopf und weitem Herzen

Allein schon sein voller Name klingt wie eine Arzneimischung aus drei Teilen Genie und zwei Teilen Größenwahn: Theophrastus Bombastus von Hohenheim – genannt Paracelsus. Ein Wanderarzt, Alchemist, Philosoph, Rebell und Visionär, der die Medizin seiner Zeit einmal komplett auf links gedreht hat.

Geboren wurde er 1493 in der Nähe von Einsiedeln (Schweiz) als Sohn eines Arztes. Schon früh wurde ihm das heilkundliche Denken mitgegeben – aber nicht das »Brav-nach-Papier«-Denken, sondern als neugieriges, prüfendes »Ich-schmeiß-auch-mal-einen-Stein-in-den-Teich«-Denken. Und genau das tat er. Mit Leidenschaft.

Ein Leben im Widerspruch

Paracelsus war ein Querulant, aber einer mit Prinzipien. Statt sich in akademischen Ehren zu sonnen, reiste er rastlos durch Europa, Asien und den Nahen Osten. Er lernte bei Bauern und Hirten, bei Schamanen und Bergleuten, bei Apothekern und Feldschern (Heilkundige, die beim Militär arbeiteten).

Wissenschaft, so fand er, müsse sich am Menschen beweisen – und nicht an der Universität.

Er wetterte öffentlich gegen die Autoritäten seiner Zeit, verbrannte sogar medizinische Standardwerke (symbolisch und vermutlich mit großem Effekt). Das brachte ihm nicht nur Applaus ein – aber den wollte er auch gar nicht. Was er wollte: eine Medizin, die heilt.

Natur, Geist und eine Prise Metall

Paracelsus war einer der ersten, der Pflanzen, Metalle und Minerale nicht nur äußerlich, sondern auch innerlich anwendete. Er experimentierte mit Quecksilber, Schwefel, Eisen und legte damit den Grundstein für die spätere Spagyrik, eine alchemistische Form der Pflanzenheilkunde, die Körper, Seele und Geist gleichermaßen ansprechen will.

Dabei war er zutiefst davon überzeugt, dass Krankheiten nicht nur körperliche, sondern auch seelisch-geistige Ursachen haben – eine Sichtweise, die der modernen Psychosomatik sehr ähnlich ist. Er sprach von »inneren Signaturen«, von Heilkräften in Pflanzen, die durch Reinigung, Trennung und Wiedervereinigung (*solve et coagula*) erst ihre volle Wirkung entfalten.

Sein berühmtester Satz »Alle Dinge sind Gift, und nichts ist ohne Gift; allein die Dosis macht, dass ein Ding kein Gift ist« ist bis heute das Grundprinzip der Pharmakologie.[1]

Ein Mann mit Ecken, Kanten - und Herz

Paracelsus schrieb über Wunden, Pest, Geschlechtskrankheiten, Vergiftungen – und über die Seele. Er sah den Menschen als Mikrokosmos, der mit dem Makrokosmos, also der Natur und dem Universum, verbunden ist. Nur wer beide verstehe, könne wirklich heilen.

Er behandelte Arme umsonst, beschimpfte reiche Ärzte, die nichts taten, und sprach offen über das, was andere lieber unter den Teppich kehrten.

Er war unbequem – aber er war echt.

Was wir von Paracelsus lernen können

Paracelsus zeigt uns:

- Gute Medizin ist keine Frage von Konformität, sondern von Mut, Neugier und Mitgefühl.
- Pflanzen, Metalle, Steine – ja sogar Worte – können Heilmittel sein, wenn man sie richtig versteht.
- Der Mensch ist nicht nur ein biochemischer Mechanismus, sondern ein Mikrokosmos, in dem Körper, Geist und Seele miteinander tanzen – und manchmal eben auch stolpern.

Und vielleicht am wichtigsten:

- Die moderne Medizin könnte sich ruhig eine Scheibe davon abschneiden.

Denn Paracelsus stellte den ganzen Menschen in den Mittelpunkt – nicht nur dessen Symptom. Für ihn war Heilung kein Reparaturauftrag, sondern ein Balanceakt zwischen Innen und Außen, Natur und Geist, Wissen und Intuition.

Das ist eine Haltung, die aktueller ist denn je – und die uns daran erinnert, dass echte Heilkunst nie eindimensional ist, sondern mutig, lebendig und manchmal eben auch ein kleines bisschen alchemistisch.

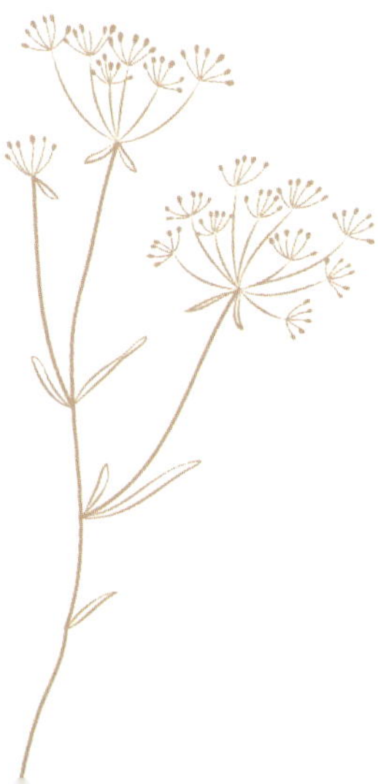

Hieronymus Bock - der Kräuterbischof mit botanischem Blick

Wenn man einen Mann der Renaissance mit Gummistiefeln und Sammelkörbchen im Kopf hat, dann ist es vermutlich Hieronymus Bock. Ein Name wie aus einem grimmschen Märchen – und ein Lebenswerk, das bis heute Früchte trägt.

Bock war Pfarrer, Botaniker, Arzt, Heilkundiger, und vor allem ein leidenschaftlicher Pflanzenbeobachter. In einer Zeit, in der für viele Kräuterbücher noch brav die alten Schriften abgeschrieben wurden, ging Bock raus in die Natur. Er schaute selbst hin, zeichnete, beschrieb, sortierte – und schrieb das erste deutschsprachige Kräuterbuch, das sich tatsächlich an der Pflanze selbst orientierte, und nicht nur an dem, was Dioskurides und Co. dazu meinten.

Ein Mann mit System - und Sammelkorb

Geboren wurde Bock 1498 in Heitersheim bei Freiburg. Später wurde er reformatorischer Pfarrer im Saarland (Hornbach) – und hatte neben Bibelarbeit offensichtlich noch viel Zeit für Pflanzenstudien. Seine große Leistung: Er war einer der ersten, der die heimische Flora systematisch beschrieb: nicht alphabetisch, nicht nach Aberglauben, sondern nach Ähnlichkeit, Standort, Blütezeit.

Sein berühmtestes Werk, das *Kreutterbuch*, erschien 1539 zunächst ohne Abbildungen – eine kleine botanische Revolution im Taschenformat. Es enthielt rund 700 Pflanzenporträts, viele davon aus dem süddeutschen Raum, liebevoll und präzise beschrieben – mit Standort, Wirkung, Anwendung und Anekdoten.

Die Illustrationen kamen später dazu; seine Kollegen Otto Brunfels und Leonhart Fuchs hatten ihn da schon überholt. Aber Bock war kein Mann für Bilder – er war einer für Inhalte.

Was Hieronymus Bock so besonders macht

- Er verließ sich nicht auf die alten Gelehrten, sondern auf eigene Beobachtungen. Damit gilt er als einer der Begründer der wissenschaftlichen Botanik in Europa.
- Er war zutiefst christlich geprägt, aber gleichzeitig ein Naturfreund durch und durch - für ihn war die Schöpfung Gottes ein Lehrbuch der Heilkunst.
- Er beschrieb Pflanzen so, wie man sie draußen wirklich findet - mit Standort, Jahreszeit, typischen Merkmalen. Das klingt heute selbstverständlich, war aber damals revolutionär.

Zwischen Dorfpfarrer und Pflanzenpionier

Sein *Kreutterbuch* war nicht nur ein medizinisches Nachschlagewerk, sondern auch ein Volksbuch: geschrieben auf Deutsch, verständlich und alltagstauglich. Damit wurde es zu einem der meistgelesenen Werke seiner Zeit.

Bock war kein dogmatischer Mediziner, sondern ein Mann, der den Menschen praktische Hilfe geben wollte. Bei Bauchweh, bei Husten, bei Gicht – oder bei seelischer Verstimmung (auch wenn das damals noch nicht so hieß).

Was wir von Hieronymus Bock lernen können

Hieronymus Bock zeigt uns:

- Eigene Beobachtung ist manchmal wertvoller als jahrhundertealte Lehrmeinung.
- Gute Pflanzenheilkunde muss immer konkret, lebensnah und verständlich sein – sonst landet sie nur im Regal, aber nicht im Alltag.
- Und die besten Heilmittel wachsen oft direkt vor der Haustür – wenn man nur weiß, wohin man sehen muss.

Bock war kein Visionär wie Paracelsus, kein Mystiker wie Hildegard von Bingen, kein Alchemist oder Gelehrter, sondern ein bodenständiger Pflanzenfreund, der mit klarem Blick und warmem Herzen die Welt der Heilkräuter beschrieben hat.

Er war ein echter »Kräuterbischof«, wie ihn seine Zeitgenossen nannten. Und einer, der uns heute zeigt: Man muss nicht laut sein, um bleibenden Eindruck zu hinterlassen. Es reicht manchmal schon, wenn man weiß, was Gänsefingerkraut bewirkt.

Kräuterwissen im Wandel der Zeiten - damals und heute

Stellen Sie sich vor: Es ist ein kühler Morgen im Jahr 1152. Der Nebel hängt noch zwischen den Fachwerkhäusern eines kleinen Dorfs irgendwo im heutigen Rheinland. Die Hühner gackern schläfrig, das Brot duftet aus dem Lehmofen – und im Haus der Bäuerin Grete liegt ihr Mann mit hohem Fieber und einer pochenden Wunde am Bein.

Was tun? Einen Arzt rufen? Den Luxus kann sich im Mittelalter nur der Adel leisten – und selbst dort ist das Risiko hoch, dass der Medikus mit mehr Latein als praktischer Erfahrung anrückt. Also geht Grete den Weg, den viele Frauen damals gingen: Sie ruft die Kräuterfrau vom Waldrand.

Walburga, eine ältere Frau mit wettergegerbtem Gesicht, kennt jede Pflanze im Umkreis von zehn Meilen. Sie weiß, was gegen Eiter hilft, wie man Wurzeln richtig auskocht und welche Kompresse die Schmerzen lindert. Sie hat ihre Kunst von ihrer Mutter gelernt, die es wiederum von ihrer Großmutter hatte – ein Wissen, das nicht in Büchern steht, sondern sich in der Hand, der Nase und dem Bauchgefühl befindet.

Vielleicht geht Grete auch zuerst zum Bader im Ort – der zieht Zähne, setzt Schröpfköpfe, legt Aderlässe an. Nicht immer hilfreich, aber immerhin verfügbar. In den Klöstern dagegen sitzen die Mönche und Nonnen über Heilpflanzenbüchern und Salbenkesseln. Dort ist das medizinische Wissen etwas geordneter, aber eben auch abgeschirmt vom Leben der einfachen Leute.

Wer also krank war, wandte sich an die, die da waren: Kräuterfrauen, Bader, Hebammen und Klosterheilkundige. Ihre Methoden reichten von Umschlägen über Kräuterweine bis hin zu Beschwörungsformeln. Und so vielschichtig wie ihre Mittel war auch ihr Ansehen: mal hoch geschätzt, mal misstrauisch beäugt – oft irgendwo zwischen Heilerin und Hexe.

Die Apotheke des Volkes

In einer Welt ohne Apotheken, Krankenhäuser oder standardisierte Medizin war das Heilwissen der Kräuterfrau lebensnotwendig. Es war eine Form von Volksmedizin, die direkt aus dem Alltag kam. Man kannte Pflanzen nicht nur mit Namen, sondern auch mit Wirkung. Man wusste, wann man sie pflücken musste, wo sie am besten wuchsen und wie man sie lagerte. Das Wissen wurde mündlich überliefert, später aufgeschrieben – von Mönchen, Nonnen, Ärzten und heilkundigen Laien.

Viele dieser Anwendungen – von Fencheltee bei Bauchweh über Ringelblumensalbe bis zu Thymian bei Husten – sind bis heute fester Bestandteil unserer Hausmittelkultur. Sie haben über Jahrhunderte hinweg Familien gesund erhalten – oder zumindest gut durch den Winter gebracht.

Mehr als nur Heilkunde: eine Haltung

Naturheilkunde war im Mittelalter keine »Alternative«, sondern der Standard. Sie war eng verbunden mit dem Rhythmus des Jahres, mit dem eigenen Körpergefühl, mit Demut gegenüber der Natur.

Heilen bedeutete, die Kräfte der Natur zu erkennen, mit ihnen zu arbeiten – und sich nicht über sie zu stellen.

Dabei war die Kräuterkunde auch immer eine Form der Selbstermächtigung: Wer wusste, wie man aus Spitzwegerich einen Hustensirup macht oder welche Wurzel bei Entzündungen hilft, war nicht hilflos ausgeliefert. Er war vielmehr Teil eines Wissensstroms, der von Generation zu Generation weitergegeben wurde – leise, aber beständig.

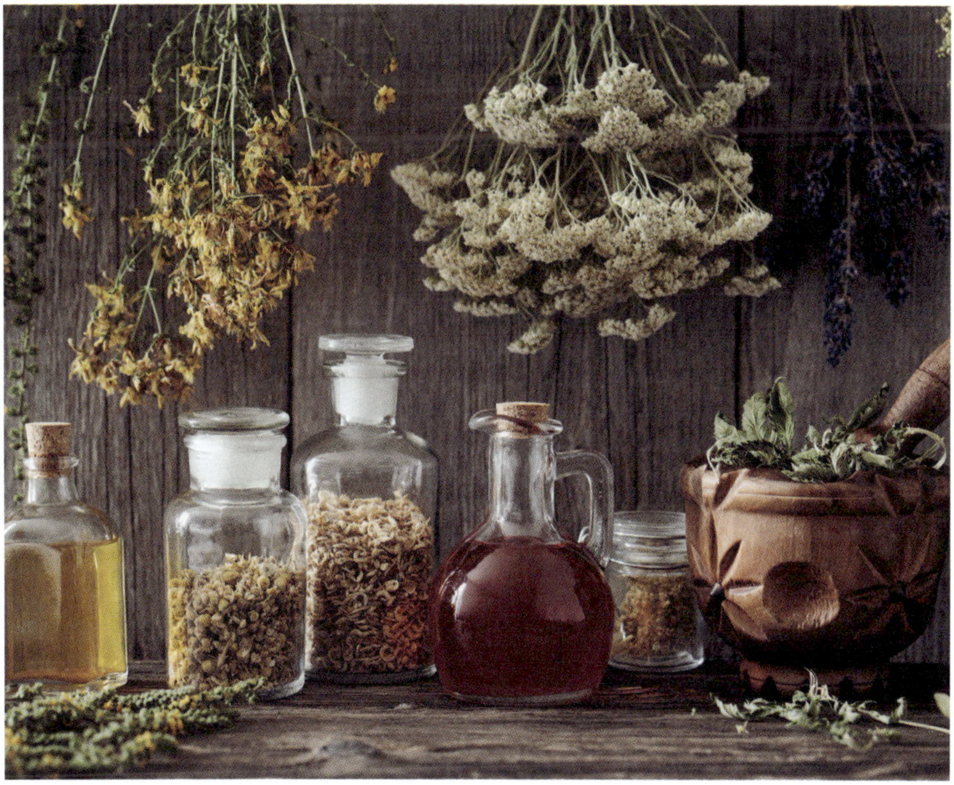

Kräuter und Heilpflanzen waren Medizin für das Volk.

Und heute?

Heute leben wir in einer Zeit mit Hightech-Medizin, Bildgebung, Labordiagnostik und pharmazeutischer Vielfalt. Und dennoch sehnen sich viele Menschen zurück nach dem Einfachen: nach Anwendungen, die sanft wirken, nach Kräutern, die den Körper nicht überfordern, nach einem Zugang zur Gesundheit, der nicht nur auf Zahlen, sondern auch auf Intuition beruht.

Dabei geht es nicht darum, sich einen Blumenkranz aufzusetzen und auf Antibiotika zu verzichten, wenn sie nötig sind – sondern um die Erkenntnis: Nicht jede Beschwerde braucht sofort ein Medikament mit zehnseitigem Beipackzettel. Viele Menschen wünschen sich heute sanfte Methoden ohne Nebenwirkungen, die dem Körper helfen, sich selbst zu helfen – statt ihn gleich mit der chemischen Keule ruhigzustellen.

Denn vieles, was unsere Großeltern noch aus der Vorratskammer oder vom Klostergarten kannten – vom Zwiebelsaft bis zur Beinwellsalbe – wurde im Laufe des letzten Jahrhunderts durch moderne Medikamente verdrängt. Was bequem war, hatte oft seinen Preis: Die Nebenwirkungen kamen mit, das alte Wissen ging verloren.

Jetzt aber spüren immer mehr Menschen: Es lohnt sich, genauer hinzuschauen und abzuwägen. Brauche ich wirklich gleich eine Cortisoncreme oder reicht eine entzündungshemmende Ringelblume? Muss ich bei jedem Zwicken zur Tablette greifen oder kann ich meine Selbstheilungskräfte aktivieren, bevor ich in die Pillenschleife gerate?

Die Naturheilkunde gibt hier Antworten – nicht dogmatisch, sondern einladend. Sie nimmt uns ernst, aber nicht alles ab. Sie fordert unsere Aufmerksamkeit, schenkt uns aber auch einen bewussteren Umgang mit dem eigenen Körper.

Und manchmal ist eine Kräuteranwendung eben nicht nur eine Medizin, sondern auch eine kleine Rückverbindung: zu sich selbst, zum Rhythmus des Lebens, zum Staunen darüber, dass etwas so Kleines wie ein Lavendelblättchen uns tatsächlich helfen kann, wieder ruhiger zu schlafen.

Die Rückkehr des alten Wissens

Das Interesse an Kräuterkunde wächst – in Büchern, in Gärten, in Teeküchen und auf Social Media. Das ist kein nostalgischer Trend, sondern Ausdruck eines neuen alten Gesundheitsbewusstseins.

Dieses Buch will ein Teil davon sein. Es verbindet das Erbe der alten Meisterinnen und Meister mit den Bedürfnissen unserer Zeit. Es zeigt, wie man altes Wissen modern interpretiert – ohne Ziegenurin, aber mit viel Herz. Und es lädt ein, selbst zur Kräuterfrau oder zum Kräutermann zu werden – mit Neugier, Respekt und einer großen Portion Freude an der Natur.

Denn manchmal ist die Antwort auf moderne Fragen älter, als wir denken. Und wächst direkt vor unserer Haustür.

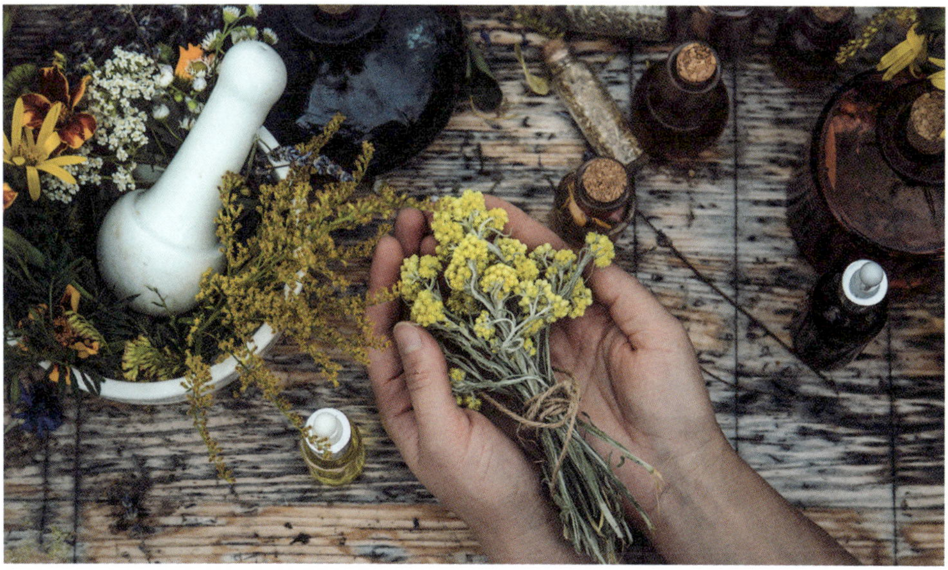

Naturheilkunde bietet schonende und sanfte Methoden, um Beschwerden zu lindern.

Kapitel 2

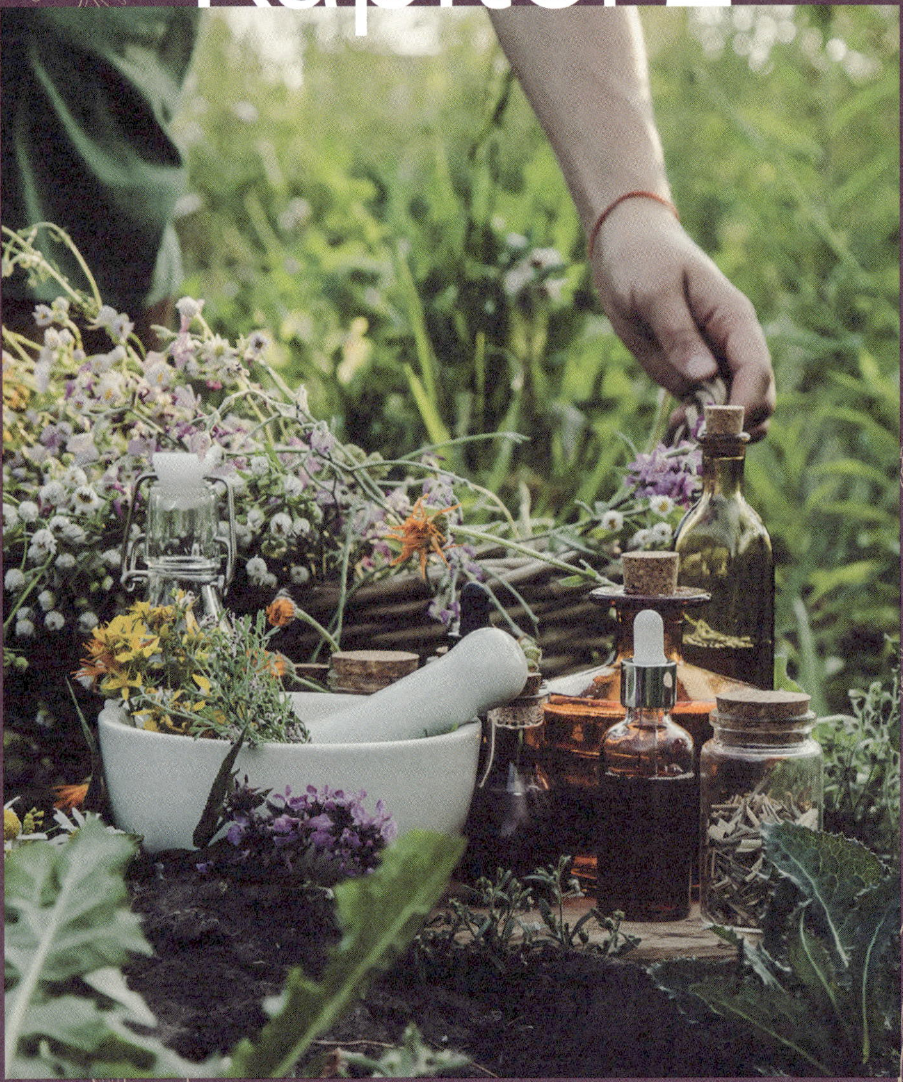

Die Heilkraft der Natur – Grundlegendes Wissen

Traditionelle Heilpflanzenkunde und der ganzheitliche Blick

Wer heute Kamillentee gegen Bauchweh trinkt oder sich eine Ringelblumensalbe auf die Schürfwunde streicht, hat meist die Wahl: zur Apotheke gehen oder den Kräuterschrank öffnen. Doch das war nicht immer so. Früher war Heilpflanzenwissen kein hübsches Hobby, sondern überlebenswichtig. Wer krank wurde, war auf das angewiesen, was vor der eigenen Haustür wuchs – und auf die Weisheit derer, die sich damit auskannten.

Kräuterfrauen, Bader, Mönche, Hebammen und wandernde Heilerinnen kannten die Sprache der Pflanzen. Sie wussten, wann man sie pflückt, wie man sie auszieht, mischt, salbt oder als Sud verabreicht. Und sie waren sich in einem Punkt einig – ganz gleich ob im Kloster, auf der Waldlichtung oder am Fürstenhof: Ein Mensch ist kein Fall. Er ist auch keine Diagnose, keine Nummer, keine Summe seiner Symptome, sondern ein Ganzes mit Körper, Geist und Seele, das es zu verstehen und zu unterstützen gilt.

Der ganzheitliche Blick - damals selbstverständlich

Die alten Heilerinnen und Heiler sahen nicht nur das, was fehlte, sondern auch das, was gestärkt werden konnte. Sie behandelten keine Krankheit, sondern einen Menschen. Statt die Beschwerden zu bekämpfen, suchten sie nach Ursachen, Zusammenhängen, innerem und äußerem Gleichgewicht. Ihre Mittel: Zuwendung, Zeit – und Pflanzen.

Heute: viel Technik, wenig Tiefe

Natürlich hat die moderne Medizin Großartiges geleistet – keine Frage. Sie rettet Leben, wenn es schnell gehen muss. Doch gerade bei chronischen oder funktionellen Beschwerden spüren viele Menschen, dass etwas fehlt: ein Gespräch auf Augenhöhe. Eine Betrachtung des Ganzen. Das Verständnis, dass Körper und Psyche nicht voneinander zu trennen sind. Und dass Heilung oft dort beginnt, wo man sich gesehen fühlt.

Die Pflanzenheilkunde ist kein Ersatz für die Schulmedizin. Aber sie ist ein kraftvoller Gegenpol. Sie ist ein Zugang zu einer Form des Heilens, die mit dem Körper arbeitet statt gegen ihn, und die nichts unterdrückt, sondern unterstützt.

Pflanzen - Teamplayer mit Tiefgang

Wer sich einmal näher mit Heilpflanzen beschäftigt, erkennt schnell: Die Natur ist ein kleines Wunder an Perfektion. Die Wirkstoffe einer Pflanze – Bitterstoffe, ätherische Öle, Schleimstoffe, Gerbstoffe, sekundäre Pflanzenstoffe – wirken nicht isoliert, sondern in fein abgestimmter Teamarbeit. Eine Pflanze heilt nicht mit einem einzigen Inhaltsstoff, sondern durch ihr ganzes Wesen.

Was die moderne Pharmakologie oft auf ein Molekül reduziert, ist in der Phytotherapie ein Ensemble: ein Orchester aus Wirkstoffen, das sich gegenseitig ergänzt, schützt, verstärkt oder ausbalanciert.

Kein Labor der Welt hätte sich das so ausdenken können. Und genau das macht die Pflanzenheilkunde so besonders: Sie ist nicht nur wirksam – sie ist auch weise.

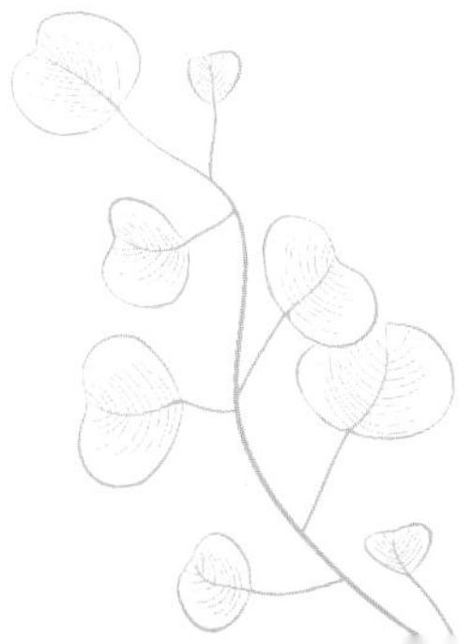

Wirkung, die weiter reicht

Viele Heilpflanzen entfalten ihre Kraft auf mehreren Ebenen: Sie beruhigen den Darm – und die Seele gleich mit. Sie stärken die Leber – und schenken uns neue Energie. Sie lösen Schleim – und oft auch alte Spannungen.

Sie regulieren, stärken, begleiten. Und sie erinnern uns an etwas, das wir in der hektischen Medizinwelt oft vergessen: Heilung ist mehr als das Wegmachen von Symptomen.

Eine Rückverbindung, keine Rückständigkeit

Wer heute zur Phytotherapie greift, tut das nicht, weil er sich zurück ins Mittelalter sehnt. Sondern weil er spürt: Die Natur hat noch einiges zu sagen.

In den folgenden Kapiteln stelle ich Ihnen die wichtigsten Heilpflanzen für die häufigsten Beschwerden vor – ergänzt durch Rezepte, Anwendungstipps und Zubereitungsmethoden.

Dieser Abschnitt war der Auftakt: eine Einladung, sich an etwas zu erinnern, das nie ganz verloren war.

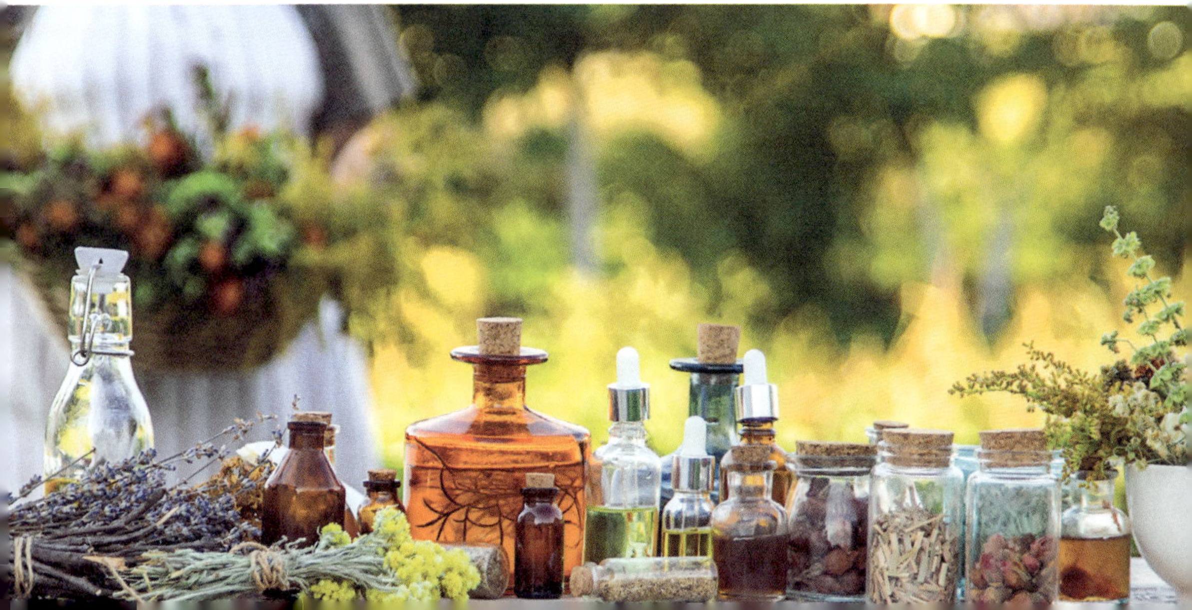

Wichtige Heilpflanzen und deren moderne Verwendung

Manche Heilpflanzen sind wie gute Freunde oder Freundinnen: zuverlässig, vielseitig, unaufgeregt – und immer da, wenn man sie braucht. Ob Bauchweh, Nervosität, Kratzen im Hals oder ein kleiner Rückfall ins Gedankenkarussell – es gibt Kräuter, die sind einfach Gold wert. Und das Beste: Viele davon wachsen direkt vor der eigenen Tür im Gartenbeet, im Balkonkasten oder im Topf auf der Fensterbank.

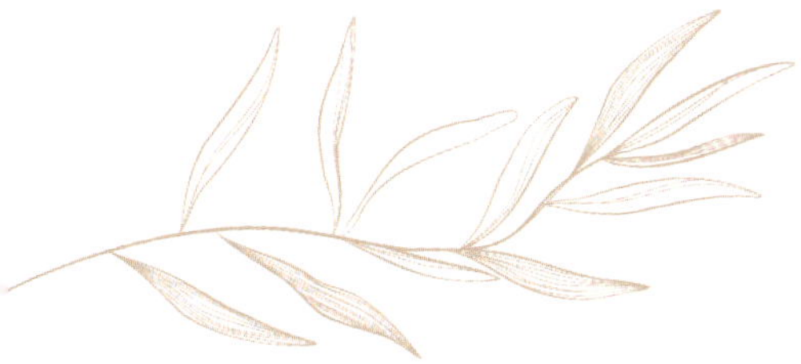

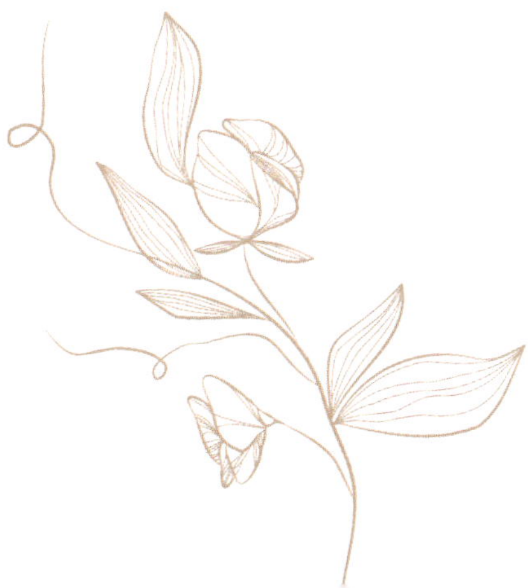

Auf dieser Seite werden die wichtigsten »Ersthelfer« aus der Pflanzenheilkunde vorgestellt – mit Tipps, wie diese heute ganz einfach anzuwenden sind: als Tee, Tinktur, Öl, Badezusatz oder im Notfall auch einfach als »Zupfkraut« im Garten.

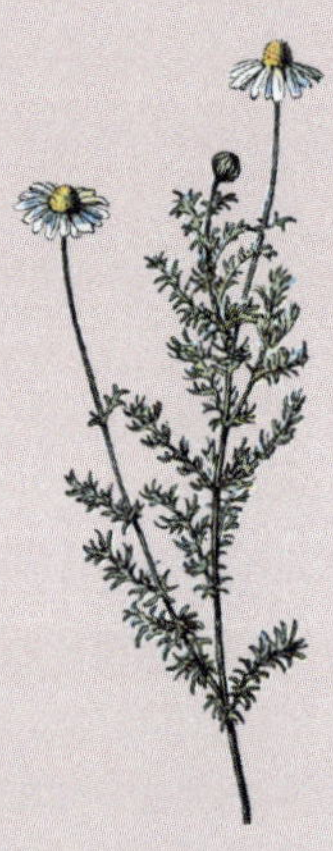

1. Kamille *(Matricaria chamomilla)*

Wirkung: entzündungshemmend, krampflösend, beruhigend – für Magen, Haut, Schleimhaut und Nerven

Moderne Anwendungen: bei Magen-Darm-Beschwerden, Reizblase, Hautirritationen, Einschlafproblemen, als Dampfbad bei Erkältung

Auf die Fensterbank? Ja – wächst gut im Topf, liebt Sonne und Wärme

In der Hausapotheke: getrocknete Blüten, Kamillenöl, Tee, Tinktur

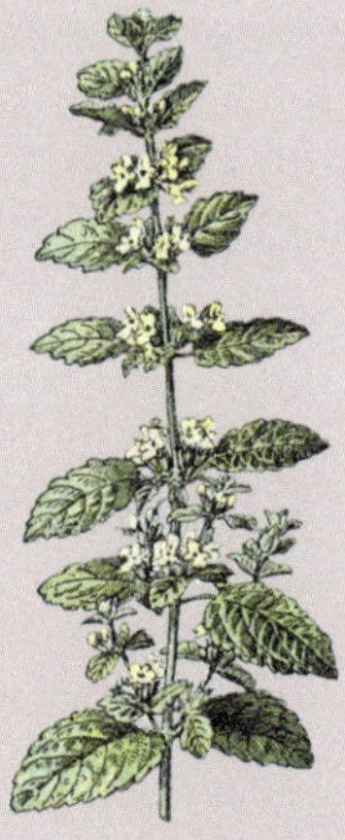

2. Melisse *(Melissa officinalis)*

Wirkung: nervenberuhigend, antiviral, verdauungsfördernd

Anwendung: bei Einschlafstörungen, Unruhe, Reizmagen, Lippenherpes

Moderne Studien: bestätigen antivirale Wirkung (zum Beispiel gegen Herpes simplex Virus Typ 1 [HSV-1])

Auf der Fensterbank: wächst wunderbar im Topf – duftet herrlich!

Im Schrank: Tee, ätherisches Öl, als Bestandteil von Beruhigungstropfen

3. Salbei *(Salvia officinalis)*

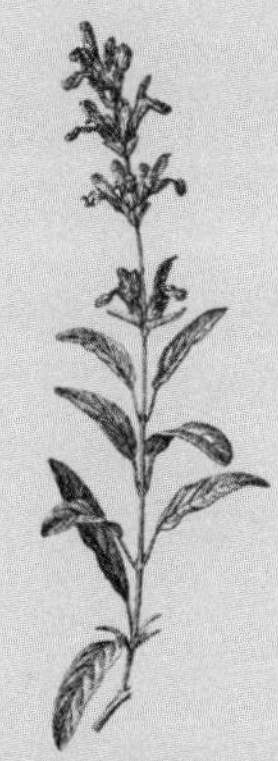

Wirkung: antibakteriell, schweißhemmend, entzündungshemmend
Anwendung: bei Halsschmerzen, Hitzewallungen, übermäßigem Schwitzen
Tipp: Salbeitee ist ein Klassiker gegen Halsschmerzen – auch zum Gurgeln
Auf der Fensterbank: braucht viel Sonne, aber wächst auch in Töpfen gut
In der Apotheke: als Tee, Lutschpastille, Tinktur

4. Thymian *(Thymus vulgaris)*

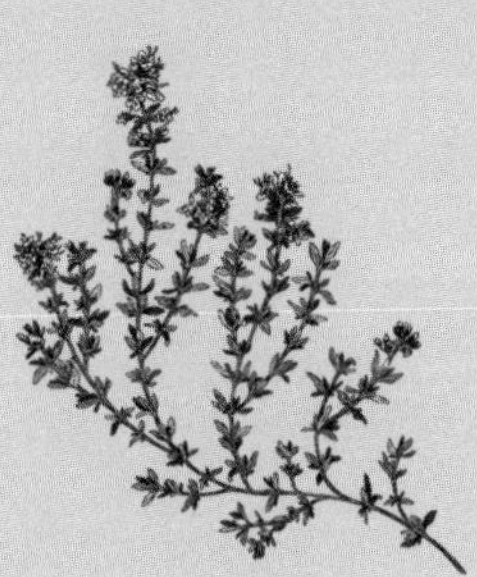

Wirkung: schleimlösend, krampflösend, antibakteriell
Anwendung: bei Erkältung, Husten, Bronchitis – auch bei Reizhusten
Extra-Tipp: Thymianhonig selbst ansetzen – ein Klassiker für Kinder
Auf der Fensterbank: liebt Sonne, braucht wenig Wasser
In der Hausapotheke: als Hustentee, Inhalation, Öl oder Sirup

5. Pfefferminze *(Mentha piperita)*

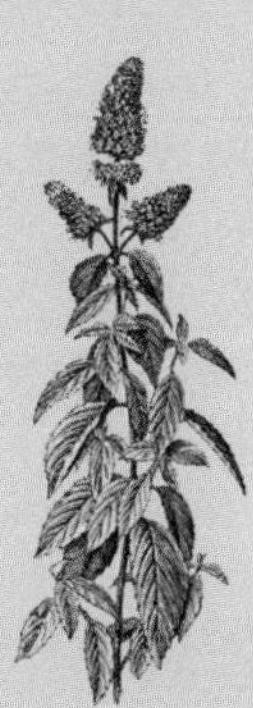

Wirkung: krampflösend, kühlend, verdauungsfördernd, schmerzlindernd
Anwendung: bei Kopfschmerzen, Völlegefühl, Übelkeit, Nervosität
Auf der Fensterbank: ja, aber regelmäßig stutzen!
In der Naturapotheke: als Tee, Öl, kühlender Roll-on bei Migräne

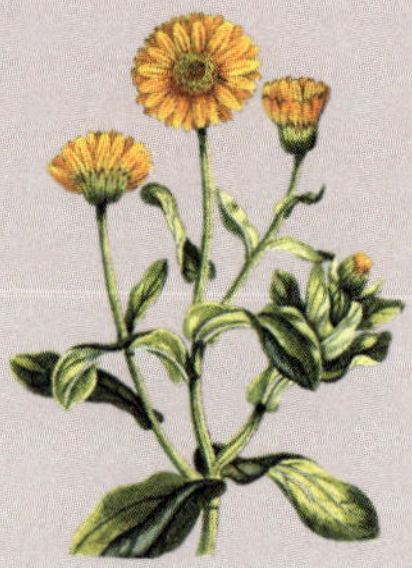

6. Ringelblume *(Calendula officinalis)*

Wirkung: wundheilend, entzündungshemmend, hautberuhigend
Anwendung: bei kleinen Verletzungen, Entzündungen, trockener Haut
Im Garten: wächst unkompliziert, blüht lange und reich
In der Pflege: als Salbe, Öl, Urtinktur oder Blütentee

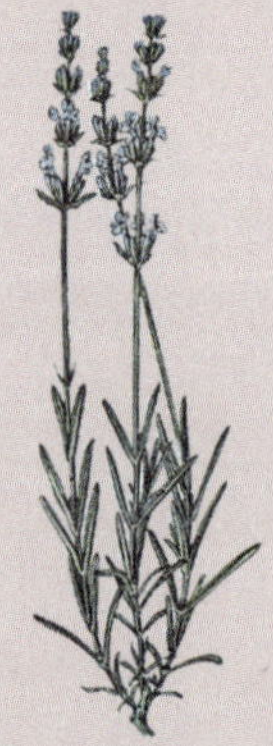

7. Lavendel *(Lavandula angustifolia)*

Wirkung: beruhigend, stimmungsaufhellend, antibakteriell
Anwendung: bei Stress, Einschlafproblemen, Nervosität, Juckreiz
Auf der Fensterbank: besser im Topf auf dem Balkon – liebt Sonne!
In der Anwendung: als Duftöl, Kissenfüllung, Tee oder Badezusatz

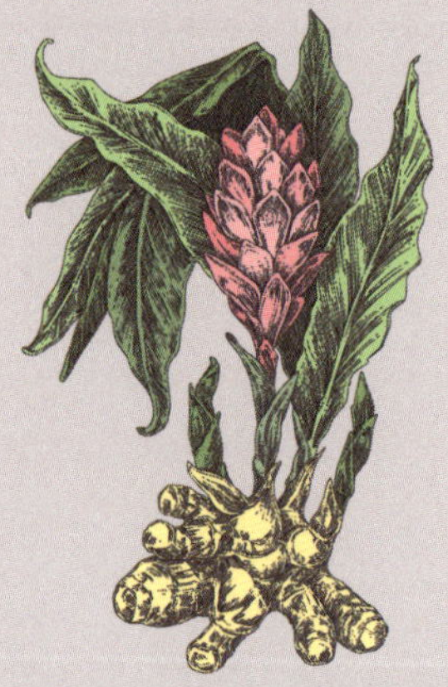

8. Ingwer *(Zingiber officinale)*

Wirkung: entzündungshemmend, durchblutungsfördernd, antiemetisch (gegen Übelkeit)
Anwendung: bei Übelkeit, Erkältung, Schmerzen, Zyklusbeschwerden
Auf der Fensterbank: schwierig – besser frisch kaufen oder als Pulver lagern
Im Küchenschrank: frische Knolle, Pulver, Tee oder kandiert

9. Johanniskraut *(Hypericum perforatum)*

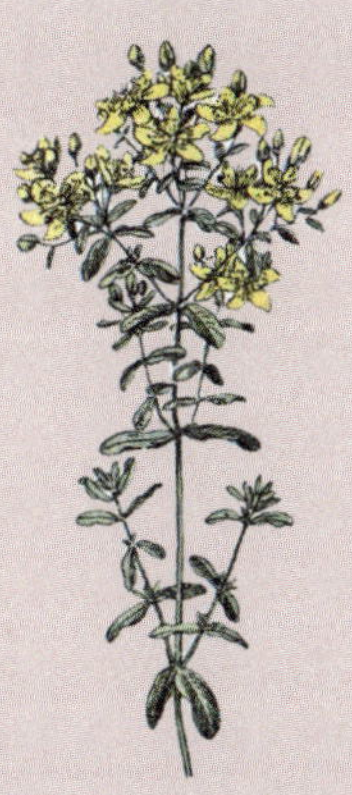

Wirkung: stimmungsaufhellend, entzündungshemmend, wundheilend
Achtung: Wechselwirkungen mit Medikamenten beachten! Bei längerer Anwendung wird die Haut lichtempfindlich – unbedingt an einen Sonnenschutz denken.
Anwendung: bei leichten depressiven Verstimmungen, Nervenschmerzen
Im Garten: liebt Sonne – blüht im Hochsommer
In der Anwendung: als Tee, Öl (Rotöl), Tinktur

10. Brennnessel *(Urtica dioica)*

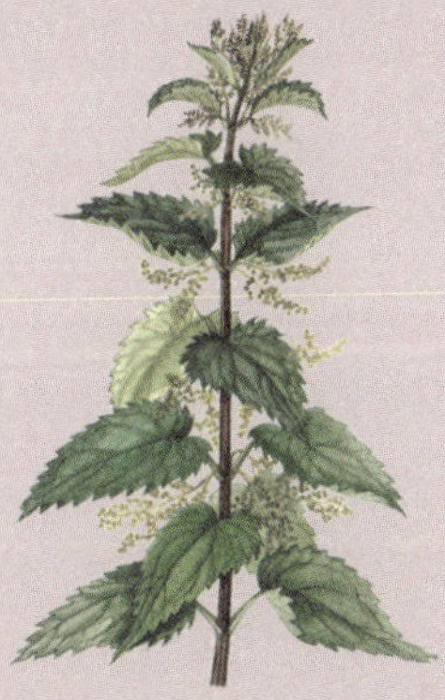

Wirkung: entschlackend, mineralstoffreich, harntreibend
Anwendung: bei Frühjahrskuren, Rheuma, Blasenbeschwerden
Auf der Fensterbank: nicht unbedingt – aber draußen überall zu finden!
In der Hausapotheke: als Tee, Frischpflanzensaft, Haarwasser

Mit diesen zehn Pflanzen haben Sie eine kleine, aber feine »Erste Kräuterhilfe« zur Hand – für viele alltägliche Beschwerden und Lebenslagen. Wer sie kennt, nutzt und vielleicht sogar selbst zieht, wird schnell merken: Die Natur hat auf fast alles eine Antwort. Man muss nur wieder lernen, sie zu hören.

Vorbereitung, Lagerung und Herstellung von Heilmitteln

In früheren Zeiten war das Herstellen von Heilmitteln keine Spielerei für den Feierabend oder ein hübsches DIY-Projekt für Regentage – es war pure Notwendigkeit. Wer kein Kraut kannte, stand schnell auf verlorenem Posten. Die Menschen lebten mit und von der Natur, kannten die Pflanzen in ihrer Umgebung nicht nur beim Namen, sondern wussten auch, wann sie zu pflücken, wie sie zu trocknen und wofür sie zu verwenden waren. Jeder Haushalt hatte sein eigenes Arsenal an Tees, Tinkturen, Salben und Ölen – sorgfältig vorbereitet und liebevoll gelagert.

Die alten Heilerinnen und Heiler waren sich dabei in einem einig: Der Mensch ist mehr als eine Sammlung von Symptomen. Er ist ein Ganzes: ein Körper mit Seele, eingebettet in seine Umwelt. Und so wurden auch Heilmittel nie isoliert gedacht. Sie waren eingebunden in Rituale, Jahreszeiten und Rhythmen. Ein Tee bei Schlaflosigkeit wurde nicht einfach nur getrunken – man trank ihn bewusst, oft begleitet von Ruhe, Licht und einem guten Wort.

Und heute? Da erleben diese alten Künste ein wunderschönes Comeback – nicht aus der Not geboren, sondern aus dem Wunsch, wieder mehr Verantwortung für die eigene Gesundheit zu übernehmen. Und dabei gilt wie damals: Gute Heilmittel beginnen bei der guten Zubereitung.

Kräuter ernten, trocknen, aufbewahren

Der erste Schritt in der Naturheilkunde ist meist ganz bodenständig: Kräuter sammeln oder kaufen. Wer selbst erntet, sollte das möglichst am späten Vormittag tun – nach dem Tau, aber vor der großen Mittagshitze. Nur gesunde, kräftige Pflanzen verwenden und diese sanft ausschütteln, nicht waschen! Danach kommen sie zum Trocknen an einen schattigen, luftigen Ort – aufgehängt in kleinen Bündeln oder locker auf Tüchern ausgebreitet.

Wichtig

Die Kräuter dürfen nicht muffig oder schwarz werden. Wenn sie sich beim Zerreiben zwischen den Fingern fein zerbröseln lassen, sind sie richtig durchgetrocknet. In dunklen Gläsern oder Papierbeuteln kühl und trocken gelagert halten sie dann bis zu einem Jahr – manche Wurzeln sogar deutlich länger.

Tinkturen: konzentrierte Pflanzenkraft

Für die Tinkturenherstellung braucht es nicht viel: ein Schraubglas, etwas Alkohol (Wodka oder Doppelkorn mit mindestens 40 Prozent) und natürlich die Heilpflanzen. Ob frische oder getrocknete Kräuter verwendet werden, hängt von der Rezeptur ab – meist reicht eine Handvoll. Wichtig ist, dass die Pflanzen vollständig vom Alkohol bedeckt sind.

Dann heißt es: Warten. Zwei bis sechs Wochen darf die Mischung nun an einem dunklen, warmen Ort ziehen. Regelmäßiges Schütteln hilft dabei, die Wirkstoffe besser zu lösen. Nach dem Abseihen wird die fertige Tinktur in eine dunkle Tropfflasche gefüllt. Kühl und dunkel gelagert hält sie sich meist über ein Jahr – manche sogar mehrere.

Tipp

Besonders empfindliche Hauttypen oder Alkoholabstinenz? Dann einfach statt einer Tinktur einen Tee oder Kaltauszug zubereiten – schonend, aber dennoch wirksam.

Salben und Ölauszüge - die Haut als Tor zur Heilung

Salben sind echte Multitalente: Je nach Basis wirken sie wärmend, kühlend, entzündungshemmend oder pflegend. Die Grundlage ist meist ein Ölauszug: Dafür die Heilpflanzen in hochwertiges Öl geben (zum Beispiel Oliven-, Jojoba- oder Mandelöl) und entweder zwei Wochen an einem hellen Ort ziehen lassen oder im Wasserbad sanft erwärmen (maximal 40° Celsius, ein bis zwei Stunden).

Ist das Öl durchgezogen, wird es abgeseiht und mit Bienenwachs (oder pflanzlichem Wachs) zu Salbe verarbeitet. Wer mag, kann noch ätherische Öle, Honig oder Tinkturen ergänzen – je nach gewünschter Wirkung.

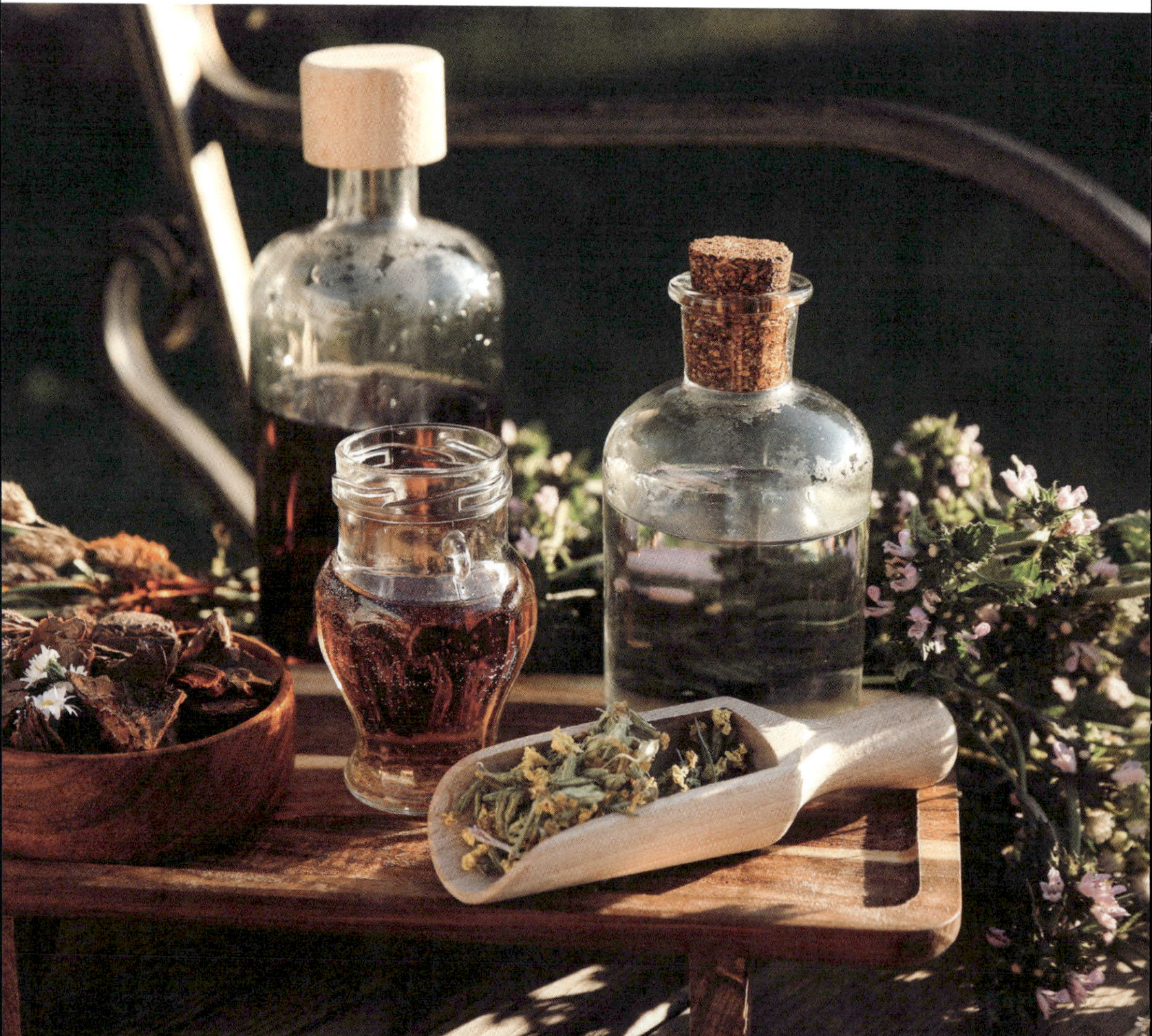

Lagerung: der Schlüssel zur Haltbarkeit

Wer gute Heilmittel zubereitet, sollte sie auch gut aufbewahren. Dunkle Gläser, gut verschlossene Tiegel und möglichst kühle, lichtgeschützte Orte sind Pflicht. Salben halten sich meist sechs bis zwölf Monate, Tinkturen oft mehrere Jahre, für Öle gilt je nach Basisöl etwas dazwischen.

Wichtig

Sobald Geruch, Farbe oder Konsistenz sich verändern, sollte das Heilmittel lieber entsorgt werden. Die Natur arbeitet zwar sanft – ist aber auch lebendig.

Hygiene: das kleine Extra mit großer Wirkung

Bei aller Liebe zur Natürlichkeit: Wer Heilmittel selbst herstellt, sollte die Hygiene nicht dem Zufall überlassen. Denn so sanft Pflanzen auch sind – Keime mögen es warm, feucht und nährstoffreich. Und genau das bieten selbst gemachte Öle, Salben oder Tinkturen, wenn man nicht sorgfältig arbeitet.

Daher gilt: vor jeder Zubereitung bitte Gläser, Flaschen, Tiegel und Werkzeuge gründlich reinigen und – wenn möglich – sterilisieren. Im Folgenden finden Sie ein paar Ratschläge dafür, wie Sie einfach und sicher hygienisch arbeiten können.

Für Glasflaschen und Schraubgläser:

- In einen großen Topf mit Wasser stellen (auch die Deckel)
- Wasser zum Kochen bringen
- Gläser mindestens zehn Minuten sprudelnd auskochen
- Danach auf einem sauberen Küchenhandtuch an der Luft trocknen lassen

Alternative bei empfindlicherem Material (zum Beispiel Tropfer oder Kunststoffdeckel):

- Mit 70-prozentigem Alkohol (aus der Apotheke) ausspülen
- Oder mit kochendem Wasser übergießen und trocknen lassen

Tücher, Siebe, Löffel und andere Utensilien:

- Frisch gespült, trocken und sauber bereitlegen – idealerweise nicht direkt aus der Schublade, sondern bewusst vorbereitet

Wichtig

Auch die Finger wollen sauber sein. Am besten die Hände vor dem Abfüllen nochmals waschen – oder bei besonders empfindlichen Rezepturen sogar Handschuhe tragen.

So wird aus dem guten Kräuterauszug ein haltbares, sicheres Heilmittel, auf das man sich auch nach Wochen oder Monaten noch verlassen kann.

Die kleine Ausrüstung für große Kräuterwirksamkeit

Für die Hausapotheke brauchen Sie kein Labor, aber ein paar gute Utensilien erleichtern das Arbeiten enorm:

- Ein großes Schraubglas für Tinkturen oder Ölauszüge
- Dunkle Tropfflaschen zur Aufbewahrung
- Teesiebe, Mulltücher oder Filterpapier zum Abseihen
- Ein Salbentiegel oder Cremedöschen für fertige Salben
- Ein kleiner Topf oder ein Wasserbad
- Ein Mörser – für frische Samen, Blüten oder Wurzeln
- Etiketten und ein Stift – für Datum und Inhalt

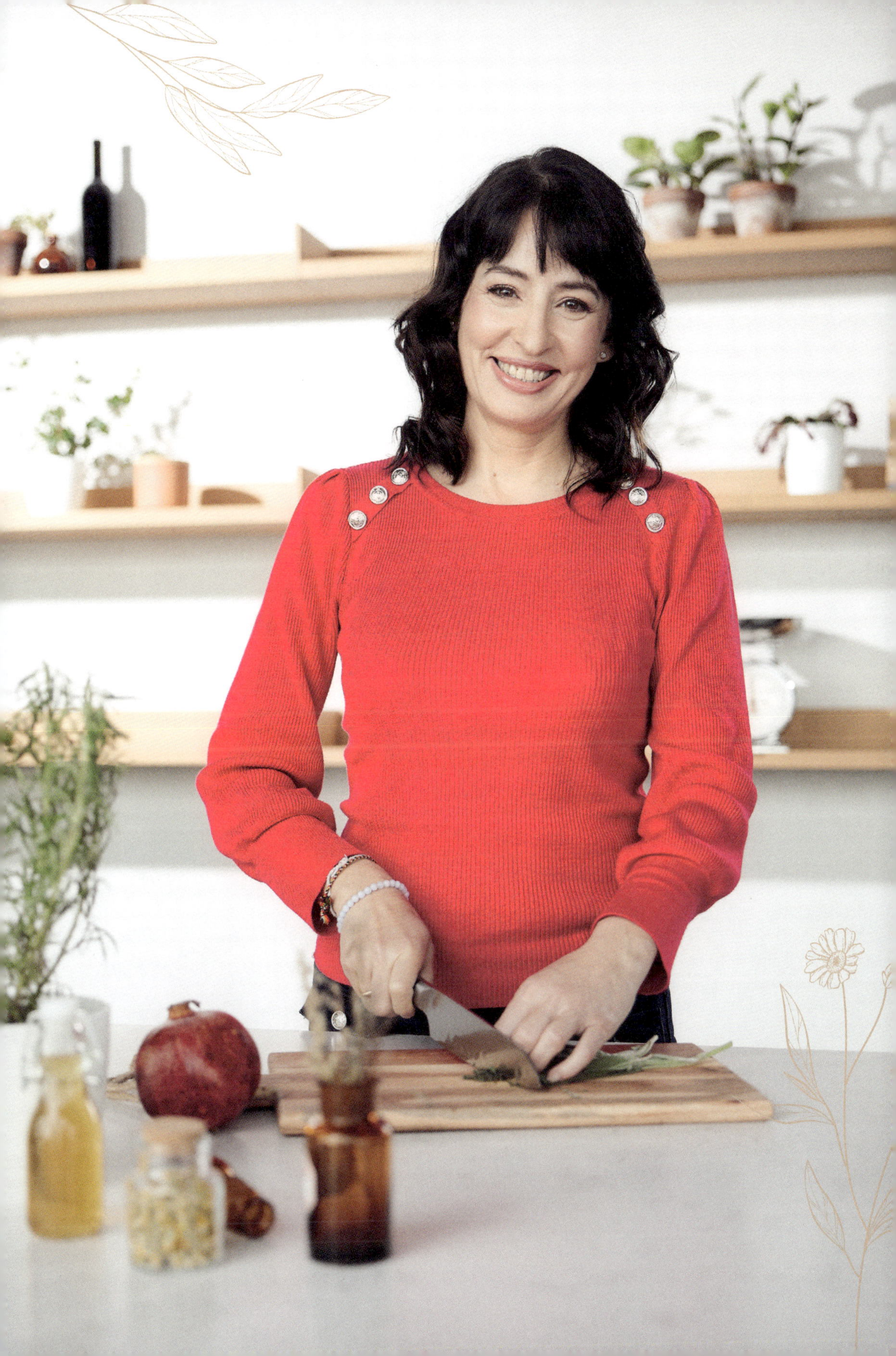

Kapitel 3

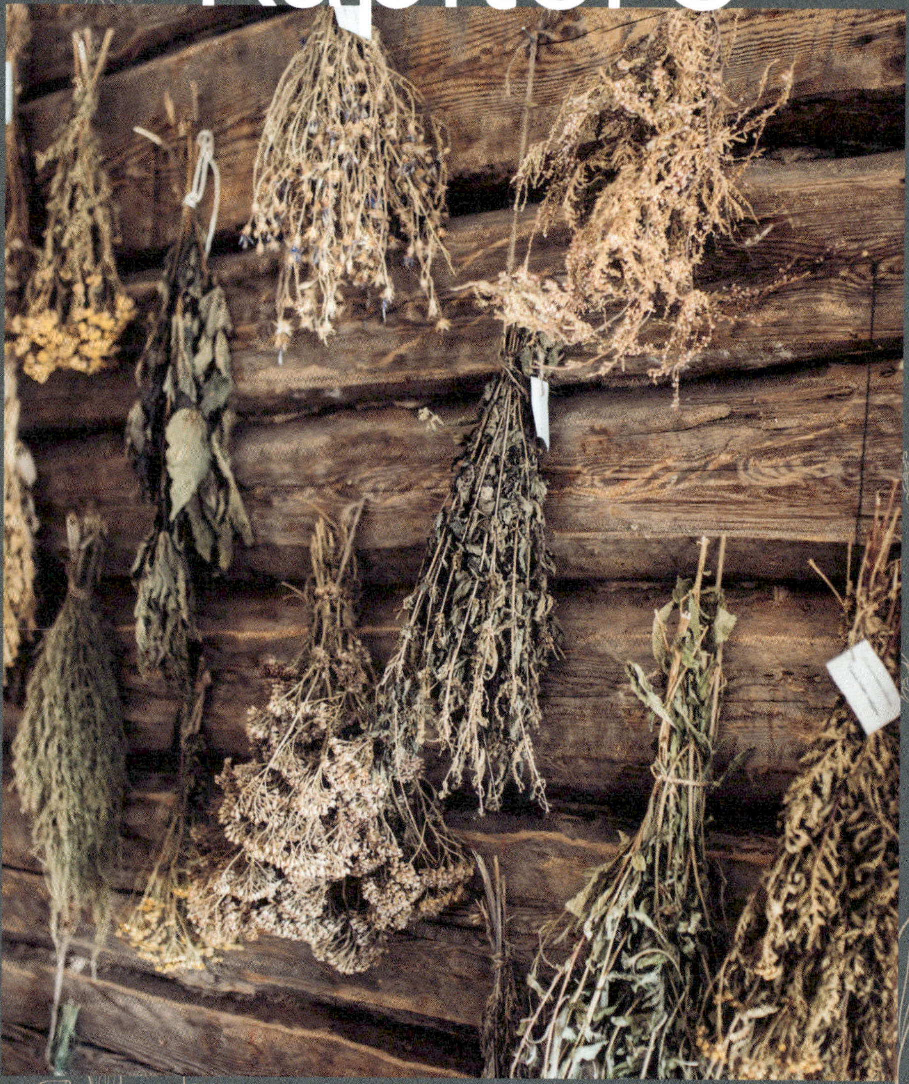

Heilrezepte

Entdecken Sie die heilsame Kraft der Pflanzen

Jetzt wird's praktisch – und vielleicht ein kleines bisschen magisch. Denn das folgende Kapitel führt Sie mitten hinein in die Werkstatt der alten Kräuterkundigen. Dorthin, wo es nach getrocknetem Thymian duftet, wo Salben im Wasserbad vor sich hinschmelzen und wo auf jedem Zettel ein anderes Hausmittelchen steht: gegen Erkältung, gegen Unruhe, gegen alles, was einen eben so drückt im Leben.

Die vorgestellten Rezepte sind inspiriert von den großen Heilkundigen, deren Geschichten Sie gerade gelesen haben – und von den vielen klugen Händen, die über Jahrhunderte hinweg getrocknet, gemörsert, gerührt und ausprobiert haben. Manche Rezepte stammen in ihrer Grundform tatsächlich aus dem Mittelalter, andere sind moderne Interpretationen mit einem Fuß in der Tradition und dem anderen in der Gegenwart.

Wie Sie sehen werden, enthalten einige der hier beschriebenen Rezepte Alkohol. Alkohol gehört zu vielen Kräuteranwendungen dazu, denn Alkohol löst eine Vielzahl wertvoller Pflanzeninhaltsstoffe, die in Wasser kaum löslich sind – etwa ätherische Öle, Bitterstoffe oder Harze. Gleichzeitig konserviert er den Auszug zuverlässig und macht ihn lange haltbar. Zudem dringt er tief ins Pflanzengewebe ein und sorgt so für einen besonders wirkstoffreichen Auszug. Kein anderes Lösungsmittel ist so stark. Dennoch habe ich für die Rezepte, wann immer es möglich war, nach einer Alternative für Alkohol gesucht und diese angegeben.

Vorsicht

Vor allem die alkoholhaltigen Heilmittel sollen nicht dauerhaft oder in höherer Dosis als angegeben konsumiert werden, da Alkohol grundsätzlich die Gesundheit schädigen kann. Vorsicht ist insbesondere für Menschen geboten, die Erfahrung mit Alkoholsucht haben: Schon wenige Tropfen Alkohol können trotz Abstinenz einen Rückfall auslösen.

Sie finden hier Rezepte, die über Generationen hinweg weitergegeben wurden: sanfte Anwendungen, die den Körper unterstützen, die Sinne ansprechen und oft mehr bewirken, als man ihnen auf den ersten Blick zutraut. Es geht nicht um große Gesten, sondern um das feine Zusammenspiel von Pflanze und Mensch – und darum, wieder Vertrauen zu fassen in das, was die Natur uns seit jeher schenkt.

Also Ärmel hoch, Teewasser aufgesetzt und den Mörser bereitgestellt – wir holen uns die Natur ins Haus. Und vielleicht auch ein bisschen Heilkunst zurück ins Herz.

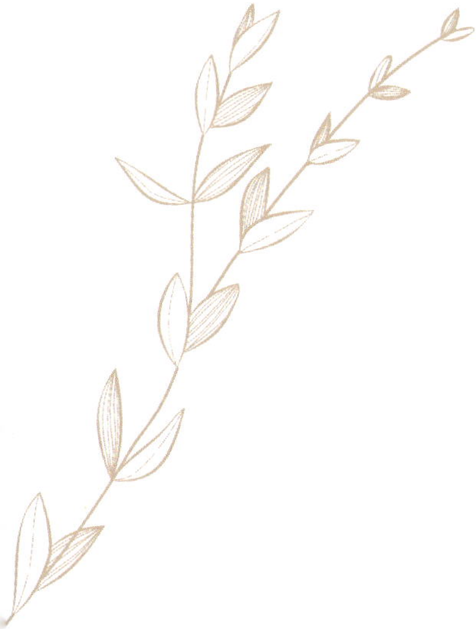

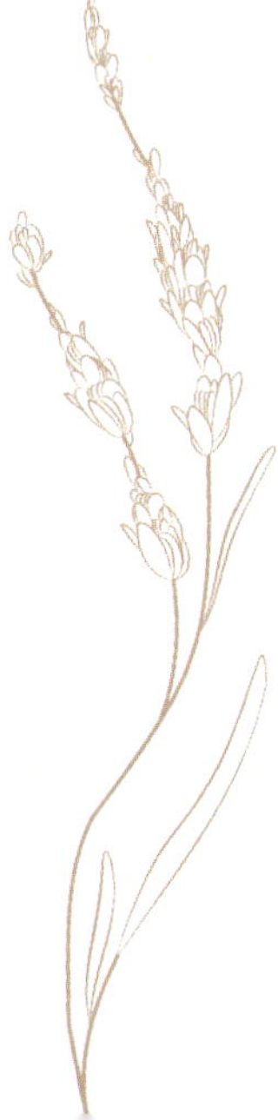

Erkältung und Atemwegs-beschwerden

Nasenöl für Erwachsene

Wer schon mal mit verstopfter Nase versucht hat, stilvoll durch den Tag zu kommen, weiß: Das funktioniert ungefähr so gut wie ein Spaziergang im Moor mit Stöckelschuhen. Aber bevor Sie zur chemischen Keule greifen, lohnt sich ein Blick zurück – und zwar weit zurück.

Schon die alten Ägypter wussten, dass gutes Atmen heilig ist. Sie salbten Nasen, Stirn und Brust mit wohlriechenden Ölen, um »die Lebensenergie ungehindert fließen zu lassen«. Im Ayurveda ist das Nasenöl – Nasya genannt – seit Jahrhunderten fester Bestandteil der täglichen Pflege, besonders in der kalten Jahreszeit, wenn Vata tobt und der Wind nicht nur draußen um die Häuser pfeift.

Dieses moderne Nasenöl-Rezept ist ein echtes Alltagselixier für alle, die auf sanfte Pflanzenkraft setzen – und die Nase voll haben vom ewigen Schniefen.

Die Basis bildet Sesamöl, im Ayurveda als »flüssiges Gold« gefeiert. Es pflegt die Nasenschleimhaut, schützt vor dem Austrocknen und wirkt wärmend auf Körper und Seele. Pfefferminzöl sorgt für klare Frische – fast wie ein kalter Waschlappen für den Kopf, aber eleganter. Cajeputöl, das charmante Cousinchen vom Eukalyptus, löst Schleim und wirkt antiviral, ohne gleich die Schleimhäute zu erschrecken. Thymianöl bringt seine antibakterielle Power mit, stärkt das Immunsystem und klingt ein bisschen wie eine kleine Armee in Fläschchenform. Und dann kommt noch Myrrhe, die sanfte Schamanin unter den ätherischen Ölen: entzündungshemmend, schützend und ein wunderbar erdender Abschluss.

Sie brauchen

- 20 ml Sesamöl (Bioqualität)
- 2 Tropfen Pfefferminzöl
- 2 Tropfen Cajeputöl
- 3 Tropfen Thymianöl
- 2 Tropfen Myrrhe-Öl
- 1 Braunglasflasche mit mindestens 25 ml Fassungsvermögen und Pipettenaufsatz

So geht's

Geben Sie alle Zutaten mithilfe eines Trichters in die Flasche und schütteln Sie alles kräftig durch.

Anwendung und Haltbarkeit

Geben Sie zwei bis drei Tropfen auf den kleinen Finger und reiben Sie das Öl in den Naseneingang. Dann ein Nasenloch zuhalten und etwas hochziehen, damit das Öl auch die oberen Nasengänge erreicht. Das Gleiche auf der anderen Seite wiederholen. Bei Bedarf können Sie diesen Vorgang mehrmals täglich wiederholen. Die Ölmischung hält sich ungefähr ein Jahr.

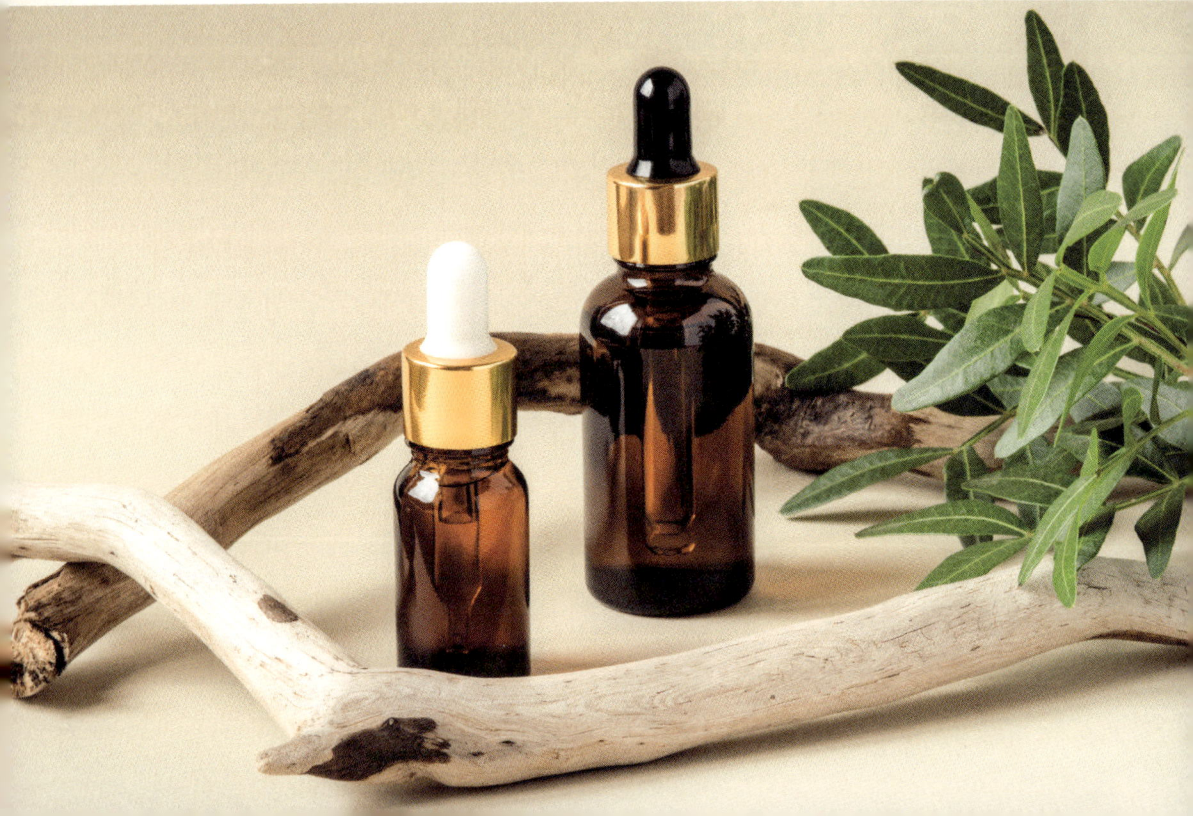

Nasenöl für Kinder ab 6 Jahren

Sobald der Herbstwind um die Ecken pfeift und die ersten Schnupfennasen durchs Haus wuseln, wird klar: Kinder sind wahre Meister darin, jeden Infekt mit nach Hause zu bringen. Während die Erwachsenen sich mit dampfenden Tees und Wärmflaschen rüsten, haben viele Eltern nur den Wunsch: etwas Sanftes, das hilft – ohne zarte Nasen mit scharfen Ölen oder chemischen Dämpfen zu reizen.

Hier kommt ein altbewährter Schatz aus der Welt der ätherischen Öle ins Spiel: Ravintsara – das feine, milde Öl aus den Blättern des Kampferbaums, das schon in Madagaskar von traditionellen Heilkundigen eingesetzt wurde, wenn »die Nase nicht hören wollte«, wie man dort sagt. Was Ravintsara so besonders macht? Es verbindet sanfte Wirkung mit erstaunlicher Kraft: Es ist antiviral, stärkt die Abwehrkräfte und sorgt gleichzeitig dafür, dass kleine Nasen wieder frei durchatmen können. Anders als Pfefferminz- oder Eukalyptusöl, die für Kinder oft zu stark sind, ist Ravintsara ein richtiger Gentleman unter den Ölen: mild, freundlich und absolut effektiv.

Sie brauchen

- 20 ml Sesamöl (Bioqualität)
- 2 Tropfen Pfefferminzöl
- 2 Tropfen Thymianöl
- 2 Tropfen Ravintsara-Öl
- 1 Braunglasflasche mit mindestens 25 ml Fassungsvermögen und Pipettenaufsatz

So geht's

Geben Sie alle Zutaten mithilfe eines Trichters in die Flasche und schütteln Sie alles kräftig durch.

Anwendung und Haltbarkeit

Geben Sie zwei bis drei Tropfen auf den kleinen Finger und reiben Sie das Öl in den Naseneingang. Dann ein Nasenloch zuhalten und etwas hochziehen, damit das Öl auch die oberen Nasengänge erreicht. Das Gleiche auf der anderen Seite wiederholen. Bei Bedarf können Sie diesen Vorgang mehrmals täglich wiederholen.

Majoranbutter: Salbe für Schnupfen bei Säuglingen

Kaum ist das Baby da, wird einem plötzlich bewusst, wie wichtig eine freie Nase sein kann. Denn Säuglinge sind echte Nasenatmer – und das aus gutem Grund: Beim Trinken, Schlafen und Kuscheln läuft alles über die feinen Nasengänge. Wenn die verstopft sind, wird aus dem entspannten Stillmoment schnell ein kleiner Frust-Marathon, und zwar für Mutter und Kind.

Schon im alten Griechenland wurde Majoran nicht nur als Küchenkraut geschätzt, sondern auch als Heilpflanze verehrt. Hippokrates soll ihn bei »Brustbeklemmung und zäher Feuchtigkeit« eingesetzt haben – was ziemlich genau dem entspricht, was wir heute »Schnupfennase beim Baby« nennen würden.

Majoranbutter ist eine wunderbare, altbewährte und vor allem babyfreundliche Alternative zu den üblichen Erkältungssalben. Der darin enthaltene Majoran wirkt schleimlösend, krampflösend und beruhigend, während die Butterbasis die zarte Haut nährt und schützt – ganz ohne reizende Zusätze oder scharfe ätherische Öle. Sanft in die Haut oberhalb der Nasenflügel oder auf das Brustbein eingerieben, kann sie helfen, das Atmen zu erleichtern und das Einschlafen zu erleichtern – gerade in der Erkältungszeit ist das ein Segen.

Mit einem Löffel Liebe angerührt, ist Majoranbutter ein kleines, selbst gemachtes Wundermittel aus der Natur – für ruhige Nächte, freiere Nasen und entspanntere Eltern.

Sie brauchen

- 1 EL getrockneter Majoran (bitte aus der Apotheke und nicht aus dem Gewürzregal, die Qualität ist deutlich besser!)
- 1 EL Butter
- 1 Mörser
- 1 Glasbecher
- 1 großer Topf mit heißem Wasser für ein Wasserbad
- 1 Löffel
- 1 Teefilter

So geht's

1. Zerstoßen Sie den getrockneten Majoran im Mörser, bis ein Pulver entsteht.
2. Geben Sie die Butter in den Glasbecher und stellen Sie ihn in das Wasserbad. Warten Sie, bis die Butter flüssig geworden ist.
3. Rühren Sie jetzt den pulverisierten Majoran ein, nehmen Sie das Glas aus dem Wasserbad und rühren Sie kräftig um.
4. Die noch warme Flüssigkeit durch den Filter in ein Salbendöschen gießen. Die Salbe ist jetzt dunkelgrün, immer noch leicht flüssig, sie wird aber härter, je kälter sie wird. Dann ab damit in den Kühlschrank.

Anwendung und Haltbarkeit

Sie nehmen ein etwa erbsengroßes Stück Salbe und reiben es unter und in die Nase ein. Die Salbe wird im Kühlschrank aufbewahrt und hält sich ungefähr zwei Monate.

Husten

Andornelixier nach Hildegard von Bingen

Wer hustet, bekommt heute oft sofort einen Sirup aus der Apotheke empfohlen – am besten mit künstlichen Aromen, bunten Etiketten und einem halben Chemiebaukasten im Kleingedruckten. Dabei wusste schon Hildegard von Bingen im 12. Jahrhundert, dass der beste Hustensaft direkt aus der Natur kommt. Ihr berühmtes Andornelixier ist ein wunderbares Beispiel für kluge Pflanzenkunde, die sich bis heute bewährt hat. In ihrer Sprache sprach sie von einer Mischung, die »die Brust öffnet und den Schleim löst«, und beschrieb die Wirkung des Andorns so treffend, dass moderne Studien ihn heute als pflanzliches Mittel bei bronchialen Beschwerden, Reizhusten und entzündeten Atemwegen bestätigen. Tatsächlich hat die Europäische Arzneimittel-Agentur (EMA) Andorn als traditionelles pflanzliches Arzneimittel bei vorübergehendem Appetitverlust und Verdauungsbeschwerden sowie zur Linderung von Husten bei Erkältungen anerkannt.

Das Geheimnis dieses Elixiers liegt in seiner durchdachten Rezeptur: Andorn (*Marrubium vulgare)* wirkt reizlindernd auf entzündete Schleimhäute, beruhigt den Hustenreflex und hat nachweislich eine schleimlösende Wirkung – was durch Untersuchungen an Bronchialzellen untermauert wird.[2] Ergänzt wird er durch Fenchelsamen, die für ihre krampflösenden und schleimlösenden Eigenschaften bekannt sind und in zahlreichen Studien – unter anderem im *Handbook of Essential Oils*[3] – als wirksam bei Atemwegserkrankungen bestätigt wurden.

Dill, oft unterschätzt, wirkt ähnlich wie Fenchel: schleimlösend, entblähend und leicht antibiotisch – ein bewährter Helfer in der Volksheilkunde bei Erkältungen. Besonders mild zeigt sich die Königskerze, deren samtige Blüten entzündungshemmend, reizlindernd und schleimhautberuhigend wirken. Ihre Polysaccharide und Saponine fördern das Abhusten und sie wirkt gegen Atemwegsviren.

Abgerundet wird die Mischung durch einen Schuss Süßwein – ganz im Sinne von Hildegard von Bingen, die alkoholische Auszüge nicht scheute, wenn sie den Pflanzenwirkstoffen auf die Sprünge halfen. Der Wein sorgt nicht nur für eine bessere Aufnahme der Inhaltsstoffe, sondern bringt auch eine geschmackliche Wärme mit, die den Trunk sanft und angenehm macht – selbst wenn der Hals kratzt.

Das Ergebnis ist ein Elixier, das nicht nur den Husten beruhigt, sondern auch den gesamten Körper stärkt. Es lindert die Symptome, unterstützt das Immunsystem und verkürzt laut traditioneller Anwendung deutlich die Krankheitsdauer. Ein echter Schatz der Klostermedizin – ganzheitlich gedacht, liebevoll zusammengerührt und heute noch so wirksam wie vor fast 900 Jahren.

Sie brauchen

- 10 g Andornkraut
- 30 g Fenchelkörner
- 30 g Dillkraut
- 30 g Königskerzenblüten
- 1 l Süßwein
- 1 Topf
- 1 Sieb
- 1 Thermoskanne
- Optional: etwas Honig

So geht's

1. Geben Sie alle Kräuter in eine Teedose und vermischen Sie sie gründlich.
2. Nehme Sie 3 Esslöffel der Kräutermischung, geben Sie sie zusammen mit dem Süß- oder Kabinettwein in einen Topf und lassen Sie alles 3–4 Minuten kochen.
3. Seihen Sie die Kräuter ab und füllen Sie den gekochten Wein in eine Thermoskanne. Sollte Ihnen der Geschmack zu bitter sein, dann geben Sie noch etwas Honig hinzu.

Anwendung und Haltbarkeit

Kinder bis zwölf Jahre nehmen mehrmals täglich einen Esslöffel, Erwachsene trinken die gesamte Menge über den Tag verteilt. Das Elixier hält sich in der Thermoskanne bis zu zwei Tage.

Leinsamenauflage gegen Nasennebenhöhlenentzündungen

Wenn sich eine Erkältung so richtig festsetzt und der Kopf zu dröhnen beginnt, ist die Ursache oft schnell gefunden: Eine Nasennebenhöhlenentzündung (*Sinusitis*) ist im Anmarsch – oder schon in vollem Gange. Der Druck hinter Stirn und Augen, dieses Gefühl, als würde das halbe Gesicht unter Spannung stehen, und dazu der typische dumpfe Schmerz – kein Wunder, dass viele da sofort zu Schmerzmitteln und abschwellenden Sprays greifen. Doch manchmal braucht es nicht mehr als ein altbewährtes Hausmittel aus Großmutters Zeiten: die Leinsamenauflage.

Schon im Mittelalter wurden sogenannte »Brust- und Stirnauflagen« verwendet, um festsitzenden Schleim zu lösen und den Schmerz zu lindern – meist mit wärmenden, schleimziehenden Zutaten wie Leinsamen oder Senfmehl. Im Falle der Leinsamen geht es dabei weniger scharf, dafür angenehm tiefenwirksam zu. Die kleinen Kraftpakete enthalten nämlich Schleimstoffe, die bei Erwärmung freigesetzt werden. Diese wirken auf der Haut reizlindernd, schleimlösend und durchblutungsfördernd – also genau das, was man bei einer schmerzhaften *Sinusitis* braucht.

Wärme allein tut bei Nebenhöhlenproblemen gut, weil sie die Gefäße weitet, den Schleim verflüssigt und den Abfluss aus den Nebenhöhlen unterstützt. Wenn dann noch die Quellkraft der Leinsamen dazukommt, entsteht eine sanfte, aber äußerst effektive Tiefenwirkung. Die feuchte Wärme der Auflage beruhigt gereizte Nerven, lindert den Druckschmerz im Gesicht und fördert die Selbstheilung – ganz ohne Nebenwirkungen. Wissenschaftlich belegt ist das zum Beispiel durch die entzündungshemmende Wirkung der enthaltenen Schleimstoffe, wie in phytotherapeutischen Standardwerken und Erfahrungsheilkunde immer wieder beschrieben wird.[4]

Angelegt auf Stirn oder Wangen bringt die Leinsamenauflage oft schon nach wenigen Minuten Erleichterung, und zwar natürlich, tiefenwirksam und alltagstauglich.

Sie brauchen

- 3–4 EL Leinsamen (geschrotet oder ganz)
- Ungefähr 200 ml Wasser
- Sauberes Baumwolltuch (zum Beispiel ein altes Stofftaschentuch) oder Mulltuch

So geht's

1. Die Leinsamen mit dem Wasser in einem kleinen Topf aufkochen und unter ständigem Rühren einige Minuten köcheln lassen, bis eine dickliche Masse entsteht.
2. Die warme Leinsamenmasse auf das Baumwolltuch geben und zu einem kleinen Päckchen einschlagen. Achten Sie darauf, dass die Masse nicht zu heiß ist; sie sollte angenehm warm auf der Haut liegen.

Anwendung und Haltbarkeit

Legen Sie die Auflage vorsichtig auf die betroffene Stirnpartie oder auf die Wangen, je nachdem, welche Nebenhöhlen betroffen sind. Mit einer Wärmflasche oder einem weiteren Tuch bedecken, um die Wärme länger zu halten. Lassen Sie die Auflage für etwa 20 bis 30 Minuten wirken. In dieser Zeit können Sie sich entspannt hinlegen und die wohltuende Wärme genießen.

Nachruhe: Nach der Anwendung sollten Sie noch mindestens 15 Minuten ruhen und es vermeiden, direkt in die Kälte zu gehen.

Die Leinsamenpäckchen werden immer frisch zubereitet.

Tipp

Für eine noch intensivere Wirkung kann die Leinsamenauflage mit einem beruhigenden Kamillendampfbad kombiniert werden. Die ätherischen Öle der Kamille wirken zusätzlich entzündungshemmend und beruhigen die gereizten Schleimhäute.

Fiebersenkender Erkältungs- und Grippetee

Dieser fiebersenkende Erkältungs- und Grippetee vereint traditionelles Heilwissen mit moderner Pflanzenheilkunde. Sanft zum Körper, aber kraftvoll in der Wirkung – genau das, was wir brauchen, wenn unser Immunsystem Höchstleistungen vollbringt. Ein wohltuendes Ritual für Körper und Seele, das zeigt: Die besten Heilmittel finden wir oft direkt in der Natur.

Fieber ist eine natürliche Abwehrreaktion des Körpers: Er heizt sich gewissermaßen selbst auf, um Krankheitserreger unschädlich zu machen. Doch wenn das Fieber zu hoch steigt oder zu lange anhält, braucht der Körper Unterstützung, um wieder ins Gleichgewicht zu finden.

Wichtig

Bei hohem Fieber über 41°Celsius oder wenn das Fieber länger als drei Tage anhält, sollte unbedingt ärztlicher Rat eingeholt werden. In solchen Fällen reicht die Selbstbehandlung nicht mehr aus – hier ist eine genaue Abklärung notwendig!

Ein altbewährter Helfer ist ein Tee aus Mädesüß und Weidenrinde. Diese Pflanzen wurden schon seit Jahrhunderten bei fieberhaften Infekten eingesetzt. Mädesüß, auch bekannt als »Wiesenkönigin«, wirkt schweißtreibend und fiebersenkend, während die Weidenrinde – die natürliche Vorläuferin des Aspirins – entzündungshemmende und schmerzlindernde Eigenschaften mitbringt. Lindenblüten unterstützen die schweißtreibende Wirkung, helfen so, das Fieber sanft zu senken, und wirken beruhigend. Holunderblüten stärken das Immunsystem, fördern die Schleimlösung in den Atemwegen und unterstützen den Körper dabei, die Infektion schneller zu überwinden. Gemeinsam bilden sie ein kraftvolles Paket, das den Körper bei Grippe und Erkältung unterstützt, das Fieber sanft senkt und den Heilungsprozess fördert.

Sie brauchen

- 20 g Mädesüßblüten
- 15 g Weidenrinde
- 10 g Lindenblüten (schweißtreibend, zur Unterstützung)
- 10 g Holunderblüten (stärken das Immunsystem)
- 1 l kochendes Wasser

So geht's

1. Die Kräutermischung in eine Teekanne oder ein hitzebeständiges Gefäß geben.
2. Mit 1 Liter kochendem Wasser übergießen und den Tee zugedeckt 10–15 Minuten ziehen lassen, damit sich die wertvollen Inhaltsstoffe vollständig entfalten können.
3. Danach die Kräuter abseihen und den Tee in kleinen Schlucken, möglichst warm, trinken.

Anwendung

Mehrmals täglich eine Tasse trinken, am besten im Bett – idealerweise gut zugedeckt, um das Schwitzen zu fördern.

Tipp

Ein Spritzer frischer Zitronensaft oder etwas Honig im abgekühlten Tee verleihen nicht nur Geschmack, sondern liefern zusätzlich Vitamin C und wirken antibakteriell.

Gurgellösung bei Halsschmerzen

Kaum kündigt sich der erste Hauch von Kratzen im Hals an, wissen wir: Da kommt was. Erst ein kleines Ziehen beim Schlucken, dann fühlt es sich an, als hätte man eine Prise Schmirgelpapier inhaliert – trocken, brennend, unangenehm. Früher bedeutete das: ab unter die Decke, drei Kannen Tee und den dicken Wollschal um den Hals. Doch es geht auch anders, und zwar schnell, natürlich und mit Zutaten, die fast jede Hausapotheke (oder Küche) hergibt: eine altbewährte Gurgellösung mit Salz, Natron und einem Hauch Nelkenöl.

Die Idee des Gurgelns ist übrigens kein neuer Trend: Schon in antiken Schriften aus Griechenland und Rom wurde über das Gurgeln mit Salzwasser bei Halsschmerzen berichtet. Und auch Hildegard von Bingen empfahl Kräuterauszüge und Salze zur Reinigung und Stärkung des Rachens. Kein Wunder: Das Prinzip ist so einfach wie genial.

Steinsalz wirkt leicht desinfizierend, zieht durch seine osmotische Wirkung Flüssigkeit aus dem Gewebe und hilft dabei, Krankheitserreger zu verdrängen. Natron (Natriumbikarbonat) reguliert das pH-Gleichgewicht im Rachenraum – ein Milieu, in dem sich Bakterien und Viren deutlich schwerer ausbreiten können. Studien zeigen, dass ein leicht basisches Milieu das Anhaften von Erregern an Schleimhäuten hemmt.[5]

Und dann kommt die kleine Krönung: ätherisches Nelkenöl. Das Öl der Gewürznelke enthält Eugenol, das nicht nur stark antibakteriell wirkt, sondern auch eine sanft betäubende Wirkung hat – fast wie ein pflanzliches Lokalanästhetikum. In der Zahnheilkunde wird es bis heute eingesetzt, wenn's schnell und schonend schmerzstillend sein soll.

Sie brauchen

- 1 Glas mit 200 ml lauwarmem Wasser
- ½ TL Steinsalz oder Ursalz (bitte kein Kochsalz verwenden, es enthält Rieselhilfen)
- ½ TL Natron (gibt es in der Backabteilung Ihres Supermarkts)
- 2 Tropfen ätherisches Nelkenöl

So geht's

Geben Sie alle Zutaten in das Glas, rühren Sie um, bis sich Salz und Natron aufgelöst haben, und gurgeln Sie los!

Anwendung und Haltbarkeit

Gurgeln Sie mehrmals am Tag, bis die Symptome verschwunden sind. Die Mischung wird immer frisch zubereitet.

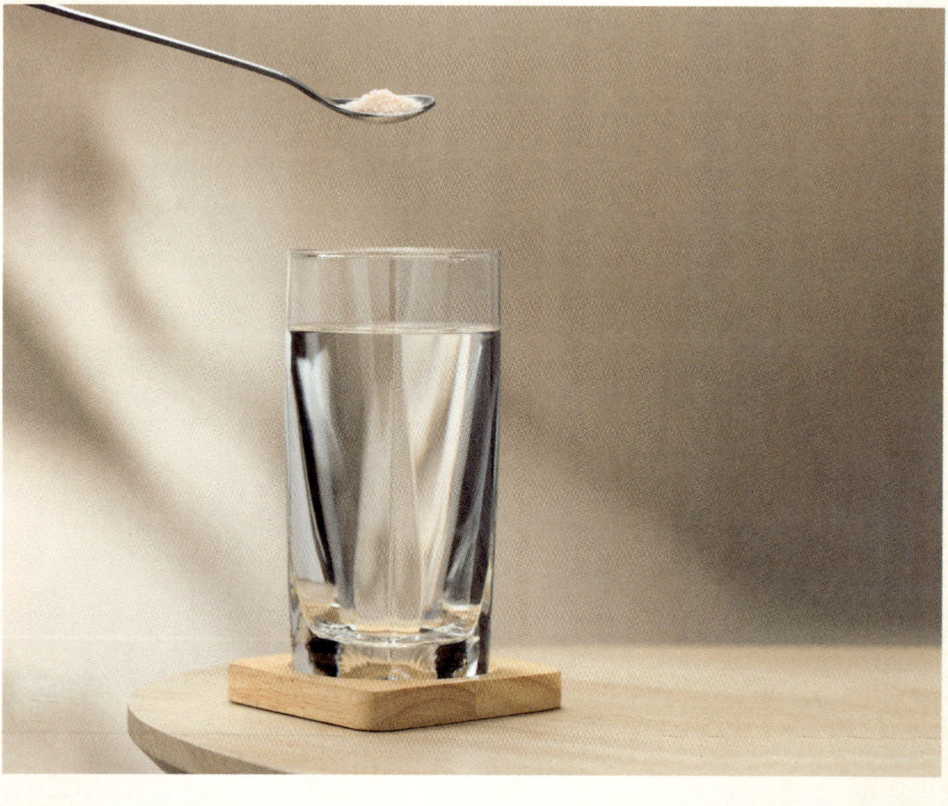

Stärkung des Immunsystems

Pelargonien-Mischpulver: Hildegards Immunbooster

Wenn die Tage kürzer werden, der Hals kratzt und die erste Erkältung um die Ecke schielt, ist es höchste Zeit, das Immunsystem in Schwung zu bringen. Wer klug vorsorgt, setzt nicht erst dann auf Heilpflanzen, wenn der Schnupfen bereits regiert, sondern beginnt frühzeitig mit einer täglichen Portion pflanzlicher Stärkung. Ein altbewährter Helfer aus der Klostermedizin ist dabei das Pelargonien-Mischpulver, eine kraftvolle Kombination aus aromatischen, erwärmenden und stärkenden Heilpflanzen, die traditionell zur Vorbeugung und Begleitung bei Infekten eingesetzt wurden.

In der Hildegard-Heilkunde – die sich übrigens nicht nur auf Hildegards eigene Schriften, sondern auch auf das Wissen ihrer Zeit und spätere Überlieferungen stützt – spielt dieses Pulver eine zentrale Rolle. Es soll nicht nur bei Husten, Schnupfen und Grippe unterstützend wirken, sondern auch Herz, Verdauung und Nerven stärken. Die Mischung vereint Kranichschnabel (Pelargonie), der in der Volksheilkunde für seine immunstärkende und antiviral wirksame Eigenschaft geschätzt wird, mit Bertram, einem wärmenden, verdauungsfördernden und entzündungshemmenden Kraut, das traditionell als »Anschieber« der Körperfunktionen gilt. Hinzu kommt Muskat, dessen ätherische Öle durchblutungsfördernd, nervenstärkend und keimhemmend wirken – eine echte Powerpflanze, wenn es darum geht, Körper und Geist in der Erkältungszeit zu stabilisieren.

Das Pulver[6] ist vielseitig einsetzbar: Es kann pur auf der Zunge zergehen, in warmen (Süß-)Wein eingerührt oder sogar als Duftpulver verwendet werden, das man sich vorsichtig unter die Nase hält. Besonders wohltuend wirkt es auch als Zutat in kleinen Bratküchlein oder als streufertige Würze auf Brot – ein natürlicher Alltagshelfer, der Wärme, Ausgleich und Kraft spendet.

Sie brauchen

- 20 g Edelpelargonienpulver
- 10 g Bertrampulver
- 10 g Muskatnusspulver
- 1 Gewürzstreuer oder Einmachglas

So geht's

Mischen Sie alle Zutaten und füllen Sie sie in den Gewürzstreuer oder das Einmachglas.

Anwendung und Haltbarkeit

Bei Schnupfen (zur Vorbeugung und Linderung): Sobald das erste Niesen aufkommt, eine kleine Menge des Pulvers schnupfen. Mehrmals täglich wiederholen. Bitte beachten: Bei starkem, gelblich-grünem Nasensekret – einem Anzeichen für eine bakterielle Infektion – hilft dieses Hausmittel nicht.

Bei Kopfschmerzen: Ein wenig Pulver aufs Brot streuen und essen – besonders hilfreich bei wetterbedingtem Kopfweh oder im Zusammenhang mit einer Grippe.

Bei Erkältungen (wenn die Brust schmerzt oder die Kehle kratzt, begleitet von Heiserkeit und Grippegefühl): Einen Teelöffel des Pulvers in einen Viertel Liter Wein geben, aufkochen und drei Minuten ziehen lassen. Anschließend langsam trinken.

Bei Husten mit Brustschmerzen: Das Pulver mit Mehl mischen und mit Äpfeln, Zucker und Butter zu Pfannkuchen verarbeiten – ideal als wohltuendes Hausmittel.

Das Pulver hält sich trocken und kühl aufbewahrt ein bis zwei Jahre.

Tipp

Das bereits fertig gemischte Pulver kann man auch im Internet kaufen.

Erkältungssalbe

Wenn die Nase zu ist, der Hals kratzt und die Stirn pocht, wünscht man sich vor allem eines: Erleichterung – am besten sofort. Eine Erkältung bringt oft gleich das ganze Rundum-Sorglos-Paket mit: Husten, Schnupfen, Heiserkeit, Gliederschmerzen und ein allgemeines Gefühl von »Ich bleibe heute besser liegen«. In solchen Momenten kann eine wärmende Erkältungssalbe wahre Wunder wirken. Auf die Brust, den Rücken oder unter die Nase aufgetragen, helfen die darin enthaltenen ätherischen Öle dabei, die Atemwege zu befreien, den Schleim zu lösen und das Durchatmen wieder angenehm zu machen. Doch wer beim Griff zur Salbe aus dem Drogerieregal mal genauer hinschaut, könnte ins Stocken geraten: Viele dieser Produkte basieren auf Paraffinen – also auf Erdölbestandteilen, die sich eher nach Werkstatt als nach Wohlfühlpflege anhören.

Ob diese Stoffe durch die Haut in den Körper gelangen, ist wissenschaftlich noch nicht abschließend geklärt. Doch es gibt Hinweise darauf, dass Paraffine, wenn sie über offene Hautstellen oder den Magen-Darm-Trakt aufgenommen werden, sich im Körper anreichern können. Einige Verbraucherschutzorganisationen warnen daher vor einer regelmäßigen Anwendung – besonders bei Kindern oder Menschen mit sensibler Haut.

Aber warum sollten wir überhaupt auf fragwürdige Fertigprodukte setzen, wenn die Natur uns längst alles bereitstellt, was wir brauchen? Eine selbst gemachte Erkältungssalbe ist nicht nur frei von bedenklichen Inhaltsstoffen, sondern lässt sich auch individuell anpassen – und sie duftet so herrlich, dass man beim Einreiben das Gefühl hat, man steht mitten in einem Kräutergarten nach dem Sommerregen.

Als Basis dient Olivenöl, das schon in der Klostermedizin als wärmend, pflegend und kräftigend beschrieben wurde. Es ist reich an Antioxidanzien und hautfreundlichen Fettsäuren – eine ideale Grundlage, um die ätherischen Öle aufzunehmen und tief in die Haut zu transportieren. Dazu kommt Cajeputöl, ein milder Verwandter des Eukalyptus, der die Durchblutung fördert, Schleim löst und die Atemwege befreit, ohne dabei zu scharf zu sein. Pfefferminzöl kühlt, lindert Kopfschmerzen und wirkt leicht schmerzlindernd: besonders wohltuend bei drückendem Kopf und verspanntem Nacken. Thymian Linalool, eine sanfte Variante des klassischen Thymians, stärkt das Immunsystem, wirkt antiviral und hilft, festsitzenden Schleim zu lockern – ohne die Schärfe anderer Thymianformen, die gerade bei empfindlicher Haut manchmal zu stark sein können.

Das Ergebnis ist eine natürliche Erkältungssalbe, die wärmt, schützt und pflegt – ganz ohne Erdöl, dafür mit dem Besten aus der Pflanzenwelt. Ein kleines Stück Kräuterwissen zum Einreiben – und eine sanfte Erinnerung daran, dass man sich auch während einer Erkältung liebevoll umsorgen darf.

Sie brauchen

- 50 ml Olivenöl
- 5 g Bienenwachs
- Jeweils 3 Tropfen Ätherisches Cajeputöl, Pfefferminzöl und Thymian Linalool
- 1 kleiner Topf
- 1 Salbendöschen

So geht's

1. Olivenöl und Bienenwachs in einem kleinen Topf bei sanfter Hitze erwärmen, bis das Wachs vollständig geschmolzen ist. Dabei gelegentlich umrühren, damit sich alles gut verbindet.
2. Den Topf vom Herd nehmen und die ätherischen Öle hinzugeben.
3. Kurz umrühren, damit sich die Öle gleichmäßig verteilen.
4. Die Mischung sofort in ein Salbendöschen füllen und bei Zimmertemperatur erkalten lassen, bis der Balsam fest geworden ist. Fertig!

Anwendung und Haltbarkeit

Reiben Sie den Erkältungsbalsam auf Brust und/oder Rücken ein. Nicht für Kinder unter sechs Jahren geeignet. Der Balsam hält sich mindestens ein Jahr.

Herz-Kreislauf-System

Weißdorntinktur

Schon Paracelsus (1493–1541) soll um die Kraft des Weißdorns gewusst haben. Doch erst im 14. Jahrhundert fanden sich in Kräuterbüchern erste Hinweise auf die positive Wirkung von Weißdorn auf Herz, Kreislauf und Nerven. Die wissenschaftliche Bestätigung ließ lange auf sich warten: Erst Ende des 19. Jahrhunderts begannen Forscher, den Weißdorn genauer zu untersuchen. 1896 erschienen im *New York Medical Journal* erste Studien zu seiner Wirkung bei *Angina pectoris.*[7] Seither gilt er als bewährtes Mittel zur Stärkung des Herzens und zur Förderung der Durchblutung.

Besonders spannend sind seine Inhaltsstoffe: Blüten und Blätter sind reich an Flavonoiden: Pflanzenstoffe, die das Herz schützen, die Gefäße erweitern und für eine bessere Sauerstoffversorgung sorgen. Weißdorn stärkt die Herzkraft, unterstützt die Durchblutung der Herzkranzgefäße und senkt den Gefäßwiderstand. Vor allem ältere Menschen profitieren davon, denn ihr Herz wird leistungsfähiger und bleibt länger fit. Aber auch wer unter starkem Stress steht, sollte dem Weißdorn eine Chance geben: Er schützt das Herz vor Überlastung, kräftigt es und hilft, besser mit Belastungen umzugehen.

Doch damit nicht genug: Weißdorn ist ein echter Allrounder! Ein Tee aus seinen Blüten und Blättern kann bei Schlaflosigkeit, Erschöpfung, Nervosität und sogar Verdauungsschwäche eine Wohltat sein. Ein guter Grund also, sich einen kleinen Vorrat an getrockneten Blüten und Blättern anzulegen.

Und noch ein überraschender Effekt: Weißdorn gehört zu den sogenannten »Einschleuserpflanzen«. Das bedeutet, er hilft dem Körper, Kalzium besser aufzunehmen. Oft nehmen wir genug Nährstoffe zu uns, können sie aber nicht optimal verwerten – genau hier unterstützt der Weißdorn, indem er die Aufnahme verbessert. Damit tut er nicht nur dem Herzen, sondern auch den Knochen und Nerven gut.

Diese uralte Heilpflanze hat es in sich und sollte in keiner Hausapotheke fehlen!

Sie brauchen

- 10 g getrockneter Weißdorn (Blüten und Blätter)
- 50 ml klaren Schnaps wie Korn oder Wodka
- 1 Einmachglas
- 1 dunkle Pipettenflasche mit 50 ml Fassungsvermögen
- 1 Trichter

So geht's

1. Geben Sie den Weißdorn mit dem Alkohol in das Einmachglas. Die Kräuter sollen komplett bedeckt sein und richtig »schwimmen«. Fügen Sie gegebenenfalls noch etwas Alkohol hinzu.
2. Lassen Sie das Glas 2–3 Wochen an einem warmen Ort stehen und schütteln Sie es ab und zu.
3. Nach der Reifezeit seihen Sie die Flüssigkeit ab und füllen sie mithilfe des Trichters in die Pipettenflasche.

Anwendung und Haltbarkeit

Geben Sie ein- bis dreimal täglich 15 bis 20 Tropfen in ein Glas mit etwas Wasser und trinken Sie es langsam aus. Die Wirkung baut sich langsam auf und entfaltet sich nach etwa sechs Wochen. Es empfiehlt sich eine kurartige Anwendung über drei bis vier Monate, dann sollte eine mindestens zweiwöchige Pause eingelegt werden.

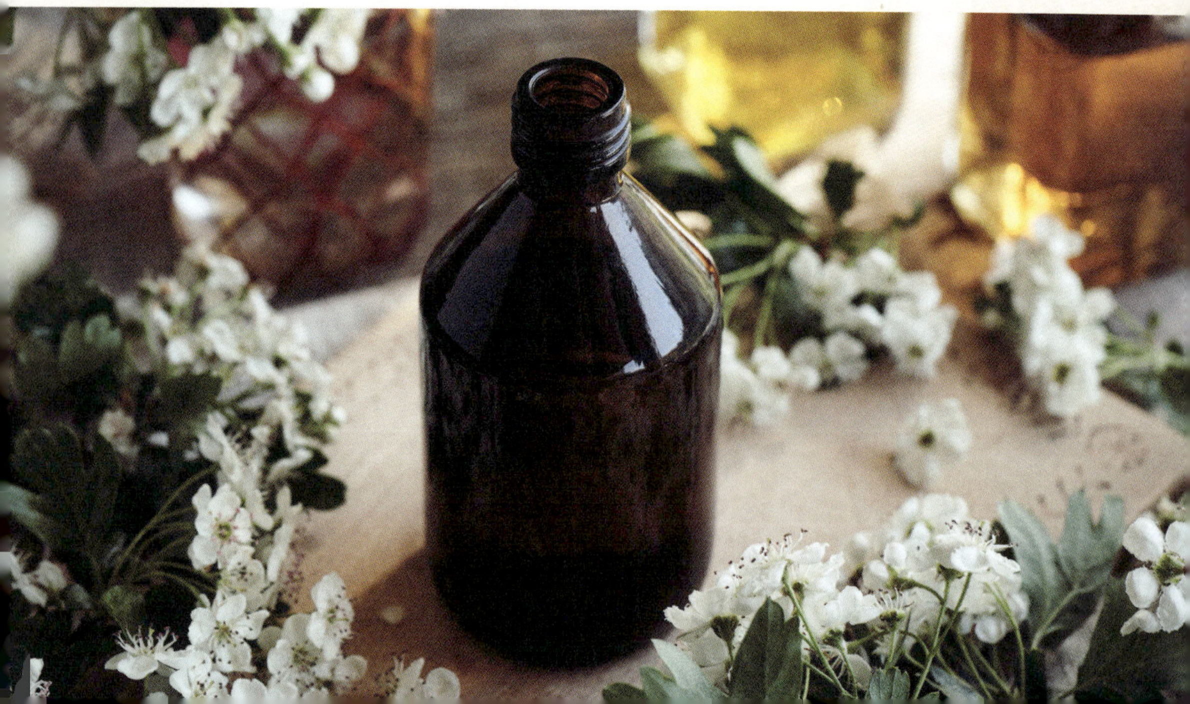

Teemischung bei hohem Blutdruck

Manchmal pocht das Herz einfach ein bisschen zu laut. Nicht unbedingt aus Liebe oder Aufregung, sondern weil Stress, Druck oder innere Unruhe das sensible Gleichgewicht aus Rhythmus und Ruhe aus dem Takt bringen. Der Blutdruck steigt, der Puls zieht an – und das Gedankenkarussell dreht sich gleich mit. Statt sofort zur Tablette zu greifen, lohnt sich ein Blick auf die grünen Herzhelfer aus der Natur, die seit Jahrhunderten in der Pflanzenheilkunde eingesetzt werden. Schon in der Antike war das Herzgespann bekannt – damals vor allem als Magenmittel bei Dioskurides beschrieben. Erst im Mittelalter erkannte man seine besondere Wirkung auf das Herz: beruhigend, blutdrucksenkend und stärkend – besonders dann, wenn die Beschwerden nicht organisch, sondern nervlich bedingt sind.

In Kombination mit anderen bewährten Heilpflanzen entsteht eine wohltuende Mischung, die das Herz entlastet, die Gefäße schützt und dabei den ganzen Menschen mit einbezieht: Körper, Geist und Seele. Das Herzgespann (*Leonurus cardiaca*) steht dabei im Mittelpunkt: Es beruhigt das Herz, wirkt leicht krampflösend und kann bei nervösem Herzklopfen, innerer Unruhe und stressbedingtem Bluthochdruck sehr hilfreich sein. Studien zeigen, dass Herzgespannextrakte beruhigend auf das vegetative Nervensystem wirken und eine milde hypotensive (blutdrucksenkende) Wirkung haben können.[8]

Ergänzt wird es durch Baldrian, den Klassiker unter den pflanzlichen Beruhigungsmitteln. Er lindert Spannungszustände, fördert einen ruhigen Schlaf und hilft so, den Blutdruck über die Entspannungsebene zu regulieren. Besonders abends kann er dabei helfen, den Kreislauf zu beruhigen und das Nervensystem runterzufahren. Weißdorn, seit Langem in der Herzpflanzenkunde geschätzt, unterstützt die Pumpleistung des Herzens, verbessert die Durchblutung der Herzkranzgefäße und wirkt leicht gefäßerweiternd – eine große Hilfe bei leichtem bis mittlerem Bluthochdruck. Die Wirkung von Weißdorn ist gut untersucht, vor allem in Bezug auf Herzinsuffizienz und altersbedingte Herzleistungsschwäche.[9]

Und dann wäre da noch der stille Star aus dem Süden: Olivenblätter. In der mediterranen Volksmedizin ein Geheimtipp, heute durch Studien bestätigt: Sie wirken blutdrucksenkend, antioxidativ und gefäßschützend. In einer randomisierten Studie konnte gezeigt werden, dass Olivenblattextrakt bei leichtem Bluthochdruck vergleichbare Ergebnisse wie ACE-Hemmer (ein typisches Medikament gegen Bluthochdruck) erzielen kann – allerdings ohne die typischen Nebenwirkungen.[10]

Diese fein abgestimmte Mischung aus Herz- und Nervenkraft, aus Gefäßschutz und innerer Balance kann helfen, den Blutdruck auf natürliche Weise zu regulieren: sanft, ganzheitlich und mit einem guten Gefühl. Denn manchmal ist es genau diese liebevolle Unterstützung, die das Herz braucht, um wieder ruhig und regelmäßig zu schlagen.

Sie brauchen

- 40 g Herzgespann
- 10 g Baldrian
- 10 g Weißdorn
- 10 g Olivenblätter
- 1 Teedose

So geht's

1. Füllen Sie alle Kräuter in eine Teedose, schließen Sie sie und schütteln Sie sie kräftig durch.
2. Für eine Tasse nehmen Sie einen gehäuften Teelöffel der Mischung, überbrühen sie mit kochendem Wasser und lassen sie 10 Minuten abgedeckt ziehen.
3. Den Tee abseihen, fertig.

Anwendung und Haltbarkeit

Trinken Sie vorzugsweise kurmäßig über sechs Wochen täglich ein bis drei Tassen des Tees. Danach sollten Sie eine Pause von etwa zwei Wochen machen, um unerwünschte Langzeitwirkungen zu vermeiden.

Elixier bei niedrigem Blutdruck

Es ist ein später Herbstnachmittag im Jahr 1540. In einem Pfarrhaus im südwestdeutschen Hornbach sitzt Hieronymus Bock, warm eingepackt, einen dampfenden Becher in der Hand – vermutlich kein Tee, sondern ein würziger, selbst angesetzter Kräuterwein. Draußen pfeift der Wind um die Hausecke, und drinnen schlägt der Pfarrer-Botaniker sein *Kreutterbuch* auf, notiert neue Beobachtungen, trocknet Kräuter über dem Ofen und sinniert über das, was »Herz, Hirn und Geister« stärkt.

Denn das Herz war ihm ein zentrales Anliegen – nicht nur als Organ, sondern als Sitz von Lebenskraft, Mut und Lebensfreude. Und wenn das Herz schwach schlug, die Glieder kalt blieben oder die Stimmung melancholisch wurde, empfahl Bock nicht nur das Gebet, sondern vor allem Pflanzenwärme: in Form von Rosmarin, Bibernelle, Schafgarbe und Angelikawurzel. Und genau diese Pflanzen sind es, auf die wir heute wieder blicken dürfen – nicht aus romantischer Nostalgie, sondern weil ihre Wirkung über Jahrhunderte bewährt und heute auch wissenschaftlich nachvollziehbar ist. Was Hieronymus Bock einst aus Erfahrung und Beobachtung zusammenstellte, hat bis heute nichts an Aktualität verloren. Ganz im Gegenteil: Die »wärmenden, das Herz erfreuenden Kräuter«, wie er sie nannte, bieten eine sanfte, aber wirksame Unterstützung für Kreislauf und Gemüt – besonders in Phasen der Erschöpfung, des Fröstelns und der inneren Unruhe.

Rosmarin galt schon im Mittelalter als universelles Tonikum: wärmend, kreislaufanregend, nervenstärkend und stimmungsaufhellend. Hieronymus Bock lobte ihn besonders für »alte, kalte Leut«, die unter Trägheit, Schwindel oder seelischer Erschöpfung litten. Heute weiß man: Die ätherischen Öle (vor allem Cineol und Campher) fördern die Durchblutung, regen das zentrale Nervensystem an und wirken sogar leicht antidepressiv – Studien zeigen eine Verbesserung von kognitiver Leistung und Stimmungslage bei regelmäßiger Anwendung von Rosmarinextrakten.[11]

Bibernelle (*Pimpinella major/minor*) ist heute fast vergessen, war aber einst ein »Alleskönner« bei Schwächezuständen, Erkältung und schlechter Durchblutung. In der frühen Kräuterheilkunde wurde sie als »blutklärend«, »herzstärkend« und »geistauffrischend« beschrieben. Ihre sekundären Pflanzenstoffe (insbesondere ätherische Öle und Saponine) wirken mild entwässernd, leicht entzündungshemmend und durchblutungsfördernd.

Schafgarbe – die »Frauendoktorin unter den Wildkräutern« – stärkt nicht nur das Herz-Kreislauf-System, sondern wirkt auch gefäßerweiternd und blutdruckregulierend. Ihre Bitterstoffe regen Leber und Verdauung an, was über die sogenannte Leber-Herz-Achse ebenfalls zu mehr Wohlbefinden beiträgt.

Und dann wäre da noch die Angelikawurzel, auch Engelwurz genannt – ein echter Klassiker der Klostermedizin. Sie stärkt nicht nur die Verdauung und vertreibt »feuchte Kälte«, sondern wirkt auch leicht entspannend auf das Nervensystem – ideal bei nervös bedingten Herzbeschwerden oder Kreislaufschwäche.

Sie brauchen

- 1 TL getrockneter Rosmarin (stärkt Herz und Kreislauf, anregend)
- 1 TL getrocknete Bibernellenwurzel (tonisierend, leicht blutreinigend)
- 1 TL getrocknete Schafgarbenblüten (gefäßtonisierend, entkrampfend)
- ½ TL getrocknete Angelikawurzel (warmes Stärkungsmittel, entspannend)
- 750 ml trockener Weißwein oder milder Rotwein, am besten bio
- 1 Sieb
- 1 dunkle Flasche

So geht's

1. Alle Kräuter in einen Topf geben und mit dem Wein übergießen.
2. Sanft erwärmen, aber nicht kochen – etwa 15–20 Minuten bei maximal 70 °C ziehen lassen.
3. Vom Herd nehmen, abkühlen lassen und abseihen.
4. In eine saubere Flasche füllen und im Kühlschrank aufbewahren.

Anwendung und Haltbarkeit

Täglich ein Likörglas (etwa 20 Milliliter) kurmäßig über vier bis sechs Wochen, vorzugsweise am späten Vormittag oder frühen Nachmittag – bei Kreislauftiefs, Schwindel oder Erschöpfung.

Vorsicht

Nicht geeignet bei hohem Blutdruck, da Rosmarin anregend wirkt.

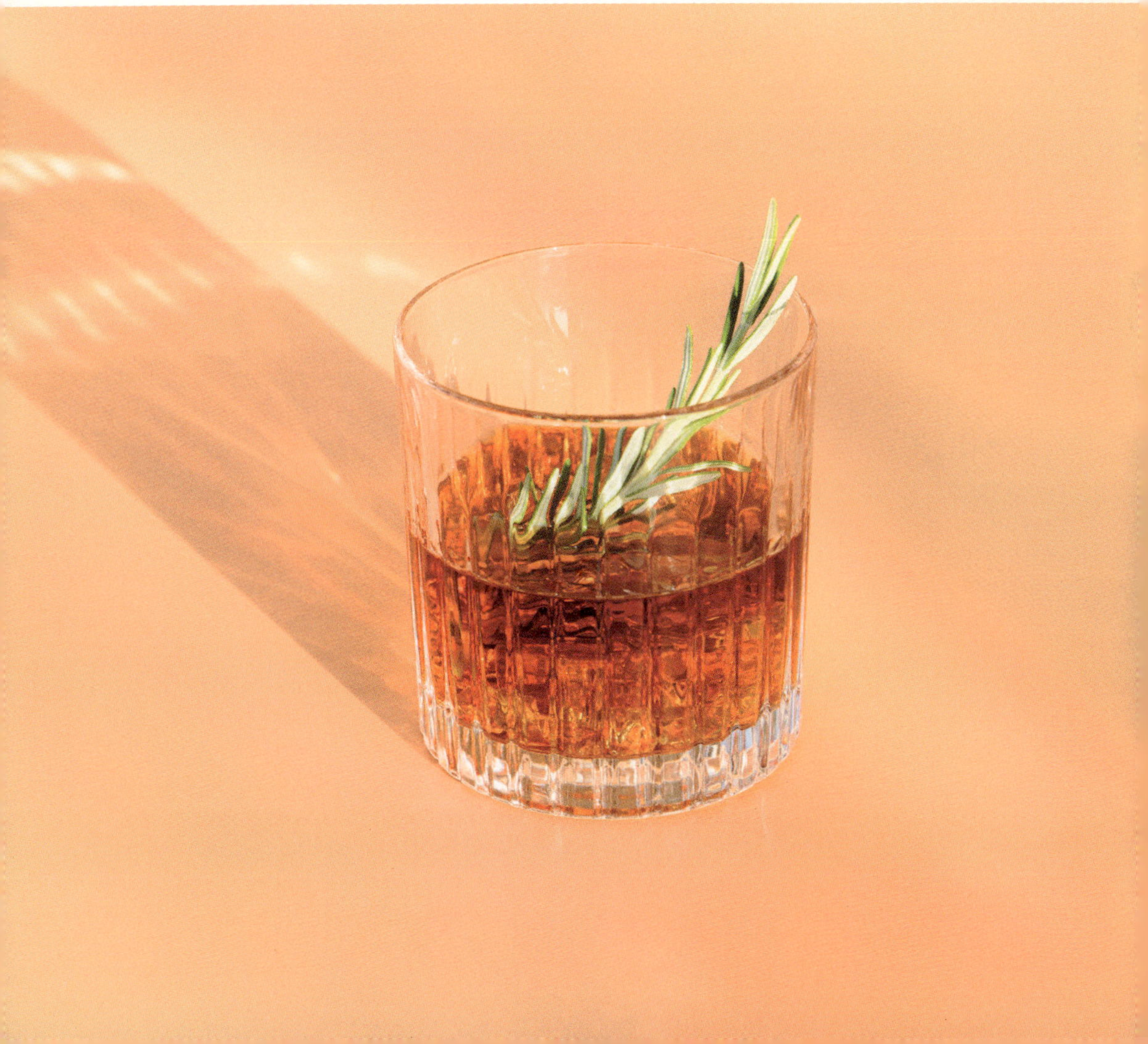

Brustöl bei nervösen Herzbeschwerden

Ein wichtiges Gespräch, ein voller Kopf, das Herz klopft bis in die Ohrläppchen – und das, obwohl noch gar nichts passiert ist. Wer kennt es nicht? Man ist eigentlich gesund – das EKG sagt: »Alles in Ordnung« –, aber trotzdem spürt man das Herz: zu schnell, zu deutlich, zu nervös. Früher hätte man vielleicht gesagt: »Das schlägt mir aufs Herz.« Und genau das trifft es: seelischer Druck, emotionale Überlastung, zu viel von allem. Das Herz zieht sich zusammen, obwohl es eigentlich frei schlagen möchte.

Und auch im Mittelalter waren solche Beschwerden bekannt. Die große Heilerin Trotula von Salerno sprach von der »Beklemmung des Herzens«, wenn Frauen – oft in belastenden Lebensumständen – über Herzklopfen, inneres Zittern oder »die Angst im Brustkasten« klagten.

Statt zur Ader zu lassen oder mit Schwefel zu räuchern, empfahl Trotula etwas viel Sanfteres: wohlriechende Öle, wärmende Einreibungen, Kräuterbäder und innere Stärkung. Für sie war klar: Nicht jedes Herzproblem ist eine Sache des Muskels. Manches sitzt tiefer – oder eben höher, im Kopf.

Und genau hier liegt der Zauber dieses Rezepts: Es ist kein Medikament, sondern eine Einladung an das Herz, sich wieder sicher zu fühlen. Eine Brusteinreibung mit duftenden Kräutern, die wärmt, beruhigt und zentriert. Die verwendeten Öle sind dabei nicht nur duftige Dekoration, sondern handfeste Helfer mit Geschichte – und mit Wirkung, die inzwischen auch gut dokumentiert ist: Rosmarinöl zum Beispiel regt die Durchblutung an, stärkt das Herz-Kreislauf-System und wirkt leicht stimulierend auf den Kreislauf. Studien belegen, dass Rosmarinöl über die Haut oder das Einatmen zu einem messbaren Anstieg des Blutdrucks und der geistigen Wachheit führen kann – ideal bei Kreislaufschwäche oder seelischem »Durchhänger«.[12]

Melissenöl gilt als regelrechter Balsam für das Nervensystem. Es wirkt angstlösend, beruhigend und leicht antidepressiv – was schon Hildegard von Bingen zu schätzen wusste. In Studien zeigte es Wirkung bei funktionellen Herzbeschwerden, Schlafstörungen und Unruhe.[13]

Lavendelöl ist bekannt für seine ausgleichende Wirkung auf das vegetative Nervensystem – es senkt Stresshormone, beruhigt das Herz und lindert Anspannung. Und das nicht nur gefühlt: Zahlreiche Studien belegen seine Wirkung bei Angstzuständen und nervös bedingtem Bluthochdruck.[14]

Angelikawurzelöl (optional) galt schon im Mittelalter als »Kraftpflanze gegen schwarze Gedanken«. Es stabilisiert, zentriert und wird heute in der Aromatherapie bei nervöser Schwäche, Frösteln und innerer Leere eingesetzt.

Das Öl wirkt herzöffnend, entspannend und zentrierend – ganz im Sinne der Trotula von Salerno, die schon im 11. Jahrhundert erkannte: Nicht alles, was im Herzbereich drückt, ist organisch; manchmal ist es einfach nur zu viel vom Leben.

Sie brauchen

- 50 ml Sesamöl oder Johanniskrautöl (wärmend, hautfreundlich)
- 5 Tropfen ätherisches Rosmarinöl (anregend, herzstärkend)
- 4 Tropfen ätherisches Melissenöl (beruhigend, angstlösend)
- 2 Tropfen ätherisches Lavendelöl (entspannend, herzberuhigend)
- 1 Tropfen Angelikawurzelöl (zentrierend, seelisch stabilisierend – optional)
- 1 dunkle Glasflasche (mind. 50 ml)

So geht's

1. Geben Sie alle Zutaten mithilfe eines Trichters in die Flasche.
2. Gut verschließen und vor jedem Gebrauch sanft schütteln.

Anwendung und Haltbarkeit

Einige Tropfen des Öls auf das Herzchakra (Mitte des Brustbeins) und das Brustbein geben und sanft im Uhrzeigersinn einmassieren – ideal abends oder bei innerer Unruhe, nach emotional anstrengenden Tagen oder bei nervösem Herzklopfen.

Zitronen-Knoblauch-Kur gegen Arteriosklerose und Cholesterin

Die Ursprünge dieses Rezepts lassen sich nicht genau zurückverfolgen – es stammt vielmehr aus der überlieferten Volksheilkunde. Doch das mindert keineswegs seinen Wert! Im Gegenteil: Seine große Beliebtheit und bewährte Wirksamkeit sprechen für sich. Was macht dieses Rezept so wertvoll?

Die Zitrone ist weit mehr als nur ein Vitamin-C-Booster. Schon ihre Schale steckt voller wertvoller Pflanzenstoffe, die in dieser besonderen Kur eine zentrale Rolle spielen. Besonders bemerkenswert sind Naringenin und Hesperitin, zwei Flavonoide, die für ihre antioxidativen und gefäßschützenden Eigenschaften bekannt sind.

Während in der Antike vor allem das saure Fruchtfleisch der Zitrone geschätzt wurde, wissen wir heute, dass gerade die Schale wahre Schätze für die Gesundheit birgt. Deshalb wird sie in der Zitronen-Knoblauch-Kur vollständig mitverwendet.

Oxidativer Stress gilt als eine der Hauptursachen für Arterienverkalkung, und genau hier setzt die Zitrone an: Ihre antioxidativen Stoffe schützen die Zellen und helfen dabei, Ablagerungen in den Arterien zu reduzieren oder gar nicht erst entstehen zu lassen. Ein weiterer Vorteil: Die Flavonoide in der Zitronenschale können den Blutzuckerspiegel stabilisieren, was wiederum die Blutgefäße schont. Gerade für Menschen mit einem erhöhten Risiko für Arteriosklerose, beispielsweise Diabetiker, kann das ein entscheidender Faktor sein.

Doch damit nicht genug: Zitrusflavonoide wirken gefäßerweiternd, verbessern die Durchblutung und helfen dem Körper, das Blut auf natürliche Weise dünnflüssig zu halten – drei wertvolle Mechanismen, wenn es um gesunde Arterien geht.

Als zusätzliches Geschenk der Natur zeigt sich, dass ein regelmäßiger Verzehr von Zitrusfrüchten mit einem geringeren Krebsrisiko in Verbindung gebracht wird. Ein echter Alleskönner also, der in dieser Kur perfekt mit einer weiteren starken Heilpflanze kombiniert wird: dem Knoblauch.

Knoblauch gilt seit Jahrhunderten als eines der wirkungsvollsten Hausmittel für die Herz-Kreislauf-Gesundheit. Seine schwefelhaltigen Verbindungen helfen, die Blutgefäße elastisch zu halten, wirken entzündungshemmend und fördern die Durchblutung. Besonders in Bezug auf den Blutdruck zeigt sich ein klarer Zusammenhang: Wer regelmäßig Knoblauch isst, hat oft stabilere und gesündere Blutdruckwerte als Menschen, die ihn meiden.

In Kombination mit der Zitrone entfaltet der Knoblauch sein volles Potenzial: Gemeinsam können sie die Gefäße entlasten, Ablagerungen vorbeugen und die allgemeine Herzgesundheit auf natürliche Weise unterstützen. Doch damit nicht genug: Ingwer, Kurkuma und Pfeffer verstärken diese Wirkung zusätzlich. Ingwer fördert die Durchblutung und wirkt entzündungshemmend, während Kurkuma mit seinen starken Antioxidanzien die Arterien schützt und Ablagerungen entgegenwirkt. Pfeffer wiederum verbessert nicht nur die Aufnahme von Kurkuma, sondern trägt ebenfalls zur Gefäßgesundheit bei. So entsteht eine kraftvolle Kombination, die die natürliche Heilkraft der Pflanzen nutzt – ganz ohne Chemie, aber mit maximaler Wirkung.

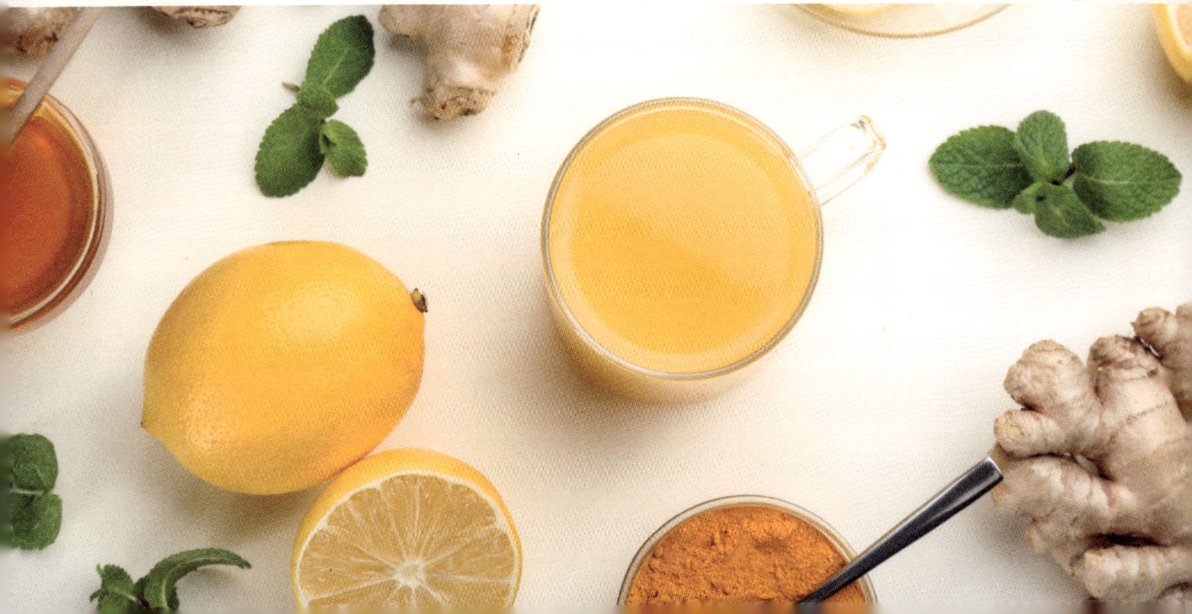

Sie brauchen

- 5 unbehandelte Zitronen
- 30 enthäutete Knoblauchzehen
- 1 geschältes, daumengroßes Stück Ingwer
- 1 TL Kurkumapulver
- 2 Prisen Pfeffer
- 1 l Wasser
- 1 Mixer
- 1 Topf
- 1 Sieb
- 1 Trichter
- 1 große verschließbare Flasche

So geht's

1. Entfernen Sie von den Zitronen Spitze und Ende, den Rest schneiden Sie in große Stücke.
2. Füllen Sie die Zitronenstücke, den Ingwer, Kurkuma, Pfeffer und die Knoblauchzehen in den Mixer und pürieren alles. So entsteht ein Mus.
3. Füllen Sie das Mus in einen Topf und fügen Sie 1 Liter Wasser dazu. Nun lassen Sie alles einmal kurz aufkochen und ziehen den Topf, sobald es brodelt, sofort vom Herd.
4. Die heiße Flüssigkeit gießen Sie jetzt durch das Sieb langsam in die Flasche und verschließen sie.

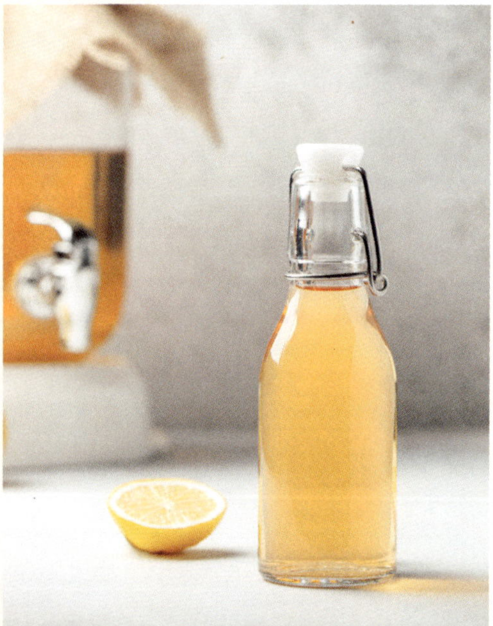

Anwendung, Dosierung und Haltbarkeit

Trinken Sie morgens und abends ein Schnapsglas des Knoblauchtrunks. Im Kühlschrank aufbewahrt, hält er etwa zwei Wochen.

Magen-Darm-Trakt

Ingwer-Ausleitungskekse nach Hildegard von Bingen

Hier kommt Darmreinigung à la Hildegard! Manchmal braucht der Körper einfach ein kleines Reset – nicht gleich eine radikale Fastenkur, aber eine sanfte, alltagstaugliche Unterstützung, um wieder in Balance zu kommen. Gerade nach ein paar Tagen mit zu viel Süßem, zu fettigem Essen oder einfach zu viel von allem meldet sich oft das Bedürfnis nach innerer Reinigung. In der Hildegard-Ernährungslehre hat man dafür eine besonders charmante Lösung gefunden: Ingwer-Ausleitungskekse – kleine, knusprige Helfer, die mehr können als bloß satt zu machen.

Schon im Mittelalter erkannte man, dass manche Lebensmittel mehr sind als nur Nährstofflieferanten. Sie unterstützen den Stoffwechsel, wirken entgiftend, und bringen den Körper sanft wieder ins Gleichgewicht. Diese speziellen Kekse vereinen wärmenden Ingwer, der den Stoffwechsel anregt und die Verdauung aktiviert, mit Süßholzwurzelpulver, das leicht entzündungshemmend, schleimlösend und regulierend auf den Säure-Basen-Haushalt wirkt. Hinzu kommt Dinkel, die Lieblingsgetreideart der Hildegard-Küche – basisch, mineralstoffreich und leicht verdaulich.

Im Vergleich zu drastischen Mitteln wie Glaubersalz wirken die Ingwer-Ausleitungskekse mild, aber nachhaltig. Sie helfen dabei, Stoffwechselrückstände auszuleiten, den Cholesterinspiegel zu regulieren und sogar rheumatische Beschwerden zu lindern – alles ganz ohne Hungerattacken oder Stille-Örtchen-Marathons. Wissenschaftlich ist die Wirkung solcher Kombinationen nicht abschließend untersucht, aber einzelne Inhaltsstoffe, wie Ingwer, sind gut erforscht. So zeigen Studien eine positive Wirkung auf die Verdauung, den Lipidstoffwechsel und sogar auf entzündliche Prozesse im Körper.[15] Besonders praktisch sind die Kekse auch im Alltag: Wenn man nach einem kulinarisch ausufernden Wochenende das Bedürfnis hat, den Körper etwas zu entlasten, sind sie der ideale Begleiter. Zwei, drei dieser knusprigen »Kur-Kekse« über den Tag verteilt genügen oft schon, um das Verdauungsfeuer wieder anzufachen. Zugegeben – sie sind kein Gourmet-Highlight, aber definitiv ein Gamechanger für den Körper: natürlich, unkompliziert und in jeder Küche leicht herzustellen.

Sie brauchen

- 12 g Ingwerpulver
- 6 g Süßholzwurzelpulver
- 4 g Zitwerpulver
- 22 g Rohrohrzucker
- 5 g Dinkelmehl

So geht's

Mischen Sie alle Zutaten und verkneten Sie sie. Geben Sie maximal ein paar Tropfen Wasser dazu, formen Sie daraus dünne Kekse und backen diese 5 Minuten bei 180 °C Ober-/Unterhitze.

Anwendung und Haltbarkeit

Nehmen Sie morgens auf nüchternen Magen einen Keks und lassen Sie ihn langsam im Mund zergehen. Die Kekse halten sich trocken aufbewahrt mehrere Wochen.

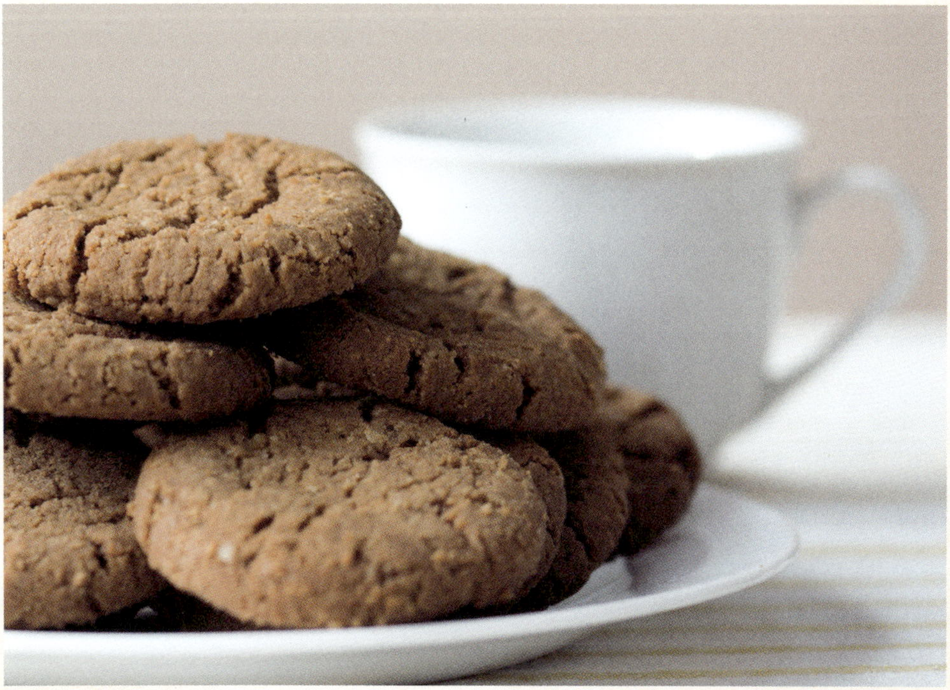

Moro-Suppe bei Durchfall

Die meisten Rezepte aus diesem Buch stammen aus längst vergangenen Zeiten – doch in diesem Fall müssen wir nicht ins Mittelalter reisen, sondern nur gut 100 Jahre zurück. Denn die Morosche Karottensuppe geht nicht auf einen alten Kräutermeister zurück, sondern auf einen österreichischen Kinderarzt des 19. Jahrhunderts: Prof. Dr. Ernst Moro (1874–1951). Er entwickelte das Rezept 1908, als Durchfall für Kinder eine lebensbedrohliche Gefahr darstellte. Antibiotika gab es noch nicht, und in Heimen starben damals bis zu 95 Prozent der erkrankten Kinder. Moros simple, aber geniale Karottensuppe senkte die Sterblichkeit drastisch – eine Entdeckung, die heute fast schon nobelpreiswürdig wäre.

Und warum wirkt die Suppe so gut? Durch das lange Kochen entstehen spezielle Zuckermoleküle – Oligogalakturonsäuren –, die verhindern, dass sich Durchfallerreger wie Coli-Bakterien oder Salmonellen an der Darmwand festsetzen. Stattdessen werden sie einfach mit dem Stuhl ausgeschieden. Studien zeigen sogar, dass die Suppe klassischen Elektrolytlösungen überlegen ist, denn sie liefert neben Natrium und Glukose auch wichtige Mineralstoffe wie Kalzium und Eisen.

Doch nicht nur bei akuten Magen-Darm-Infektionen hat sich die Suppe bewährt. Auch Menschen mit chronischen Darmerkrankungen wie *Morbus Crohn* oder *Colitis ulcerosa* berichten von ihrer wohltuenden Wirkung.

Warum also zu teuren Präparaten greifen, wenn die Natur eine so einfache und effektive Lösung bietet? Die Morosche Karottensuppe ist einfach, bekömmlich und so mild, dass sie sogar für Babys geeignet ist. Hier ist das bewährte Rezept!

Sie brauchen

- 500 g Karotten
- 1 l Wasser
- 1 TL Salz

So geht's

1. Karotten schälen und klein schneiden.
2. Mit 1 Liter Wasser aufkochen und dann mindestens 90 Minuten köcheln lassen. (Das lange Kochen ist entscheidend für die Wirkung!)
3. Die Suppe pürieren und mit frischem Wasser auf 1 Liter auffüllen.
4. Salz hinzufügen und nochmals kurz erwärmen.

Anwendung und Haltbarkeit

Die Suppe kann über den Tag verteilt in kleinen Portionen gegessen werden und eignet sich besonders gut bei Durchfall, zur Stärkung des Darms oder als sanfte Aufbaukost nach Magen-Darm-Problemen. Sie ist nicht nur für Kinder, sondern auch für Erwachsene ein bewährtes Hausmittel. In einem verschlossenen Gefäß hält sie sich im Kühlschrank etwa 24 Stunden, kann aber bei Bedarf auch portionsweise eingefroren und bei Magenbeschwerden wieder aufgewärmt werden.

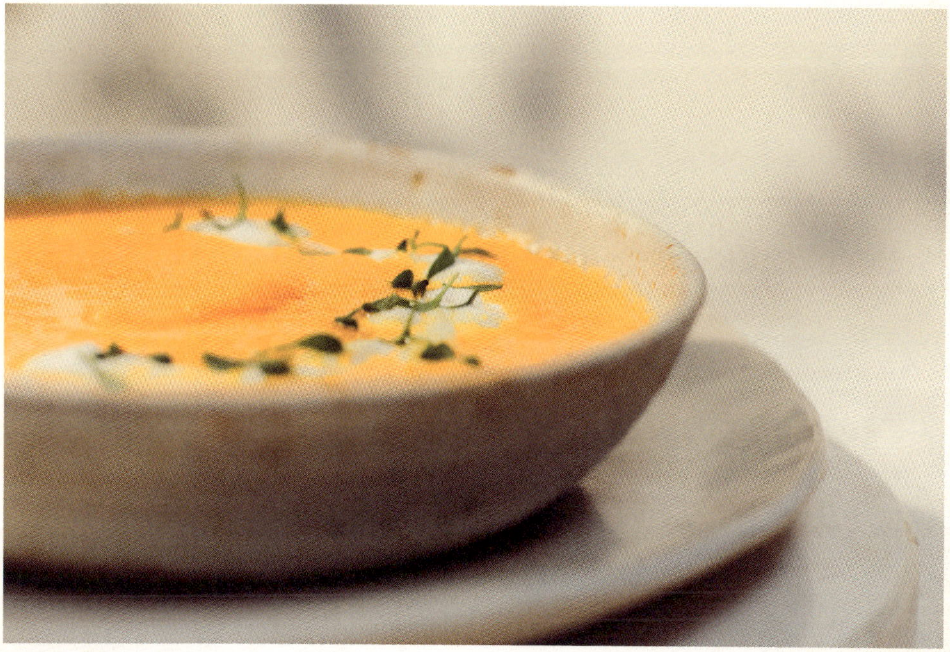

Kneipps Magenbitter: ein Kräuterelixier mit Geschichte

In einer Zeit, als Apotheken noch aus dunklen Holzregalen voller Kräuter bestanden, wusste man: Bitterstoffe sind der Schlüssel zu einer starken Verdauung. Schon mittelalterliche Mönche brauten Magenbitter aus Wermut, Enzian und Angelikawurzel, um schweres Essen bekömmlicher zu machen.

Sebastian Kneipp (1821–1897), der berühmte Naturheilkundler, setzte auf dieses Wissen. Einer Legende nach fand er in einem Kloster eine alte Handschrift, die beschrieb, wie Mönche ihre Verdauung nach üppigen Festmählern mit einem selbst angesetzten Kräuterbitter wieder in Schwung brachten. Er übernahm die Rezeptur, passte sie an und empfahl sie seinen Patientinnen und Patienten. Kneipps Magenbitter wurde zum bewährten Hausmittel, das in kleinen Tropfen nach dem Essen eingenommen wurde. Seine Mischung aus Enzian, Angelika, Wermut und Benediktenkraut basiert auf jahrhundertealter Heiltradition und hilft, die Verdauung zu unterstützen, Blähungen zu lösen und das Magengefühl zu verbessern.

Sie brauchen

- 50 g Enzianwurzel – regt die Magensäfte an
- 30 g Angelikawurzel – hilft bei Blähungen
- 20 g Benediktenkraut – unterstützt die Leberfunktion
- 20 g Wermutkraut – sehr bitter, gut für die Verdauung
- 10 g Fenchelsamen – gegen Blähungen
- 10 g Kardamomsamen – wärmend und verdauungsfördernd
- 500 ml Kornbrand oder Wodka (mindestens 40 % Alkohol)
- 1 EL Honig oder Kandiszucker (optional, falls milder gewünscht)

So geht's

1. Alle Kräuter grob zerkleinern und in ein großes Schraubglas geben.
2. Mit dem Alkohol übergießen, sodass die Kräuter vollständig bedeckt sind.
3. Das Glas verschließen und 3–6 Wochen an einem dunklen, kühlen Ort ziehen lassen. Gelegentlich schütteln, damit sich die Wirkstoffe gut lösen.
4. Nach der Ziehzeit die Mischung durch ein feines Sieb oder ein Leinentuch filtern. Falls gewünscht, mit etwas Honig oder Kandiszucker süßen und in dunkle Flaschen abfüllen.

Anwendung und Haltbarkeit

Vor oder nach dem Essen 10 bis 20 Tropfen auf einem Löffel oder mit etwas Wasser einnehmen. Bei Völlegefühl einen Teelöffel pur oder mit warmem Wasser und zur allgemeinen Verdauungsförderung täglich 10 bis 15 Tropfen verwenden. Der Magenbitter hält sich mindestens ein Jahr.

Tipp

Wer den Alkohol meiden möchte, kann eine Teeversion machen. Dafür einfach die Kräuter (je ein Teelöffel pro Tasse) mit heißem Wasser übergießen und zehn Minuten ziehen lassen.

Paracelsus' Flohsamenschleim

Paracelsus (1493–1541) war nicht nur ein brillanter Arzt und Alchemist, sondern auch ein rastloser Reisender. Er durchstreifte Europa, immer auf der Suche nach neuen Heilmethoden. Es heißt, dass er selten lange an einem Ort blieb – was in einer Zeit, in der deftige Speisen und wenig frisches Obst zur Tagesordnung gehörten, nicht immer ideal für die Verdauung war.

Einer seiner bekanntesten Patienten soll ein wohlhabender Kaufmann gewesen sein, der ihn auf einer Reise in Venedig um Rat bat. Der Mann klagte über einen trägen Darm, der sich seit Tagen nicht mehr rührte. Die Mediziner der Stadt hatten bereits alles versucht: teure Weine, schwere Fleischbrühen und sogar warme Ölmassagen. Doch nichts half.

Paracelsus hörte sich das Ganze schweigend an, griff dann in seine Tasche und zog ein kleines, unscheinbares Säckchen mit winzigen Samen hervor. »Trinkt dies mit warmem Wasser«, soll er gesagt haben, »und morgen früh werdet ihr euch leichter fühlen als ein venezianischer Gondoliere.« Der Kaufmann, skeptisch gegenüber dieser einfachen Methode, folgte dem Rat dennoch. Am nächsten Morgen kam er freudestrahlend zurück und überschüttete Paracelsus mit Dank.

Seitdem empfahl Paracelsus Flohsamen regelmäßig für eine natürliche Darmregulierung, besonders für Reisende, die mit ungewohntem Essen und langen Sitzzeiten zu kämpfen hatten. Seine Patientinnen und Patienten nannten das Mittel bald ehrfürchtig »die bewegenden Körner«, und bis heute ist die Wirkung von Flohsamenschalen unumstritten.

Sie brauchen

- 1 EL Flohsamenschalen
- 250 ml warmes Wasser

So geht's

Die Flohsamenschalen in das warme Wasser einrühren und 5–10 Minuten quellen lassen, bis eine gelartige Konsistenz entsteht.

Anwendung und Haltbarkeit

Den Schleim morgens auf nüchternen Magen trinken und anschließend ein Glas Wasser nachtrinken, um die Wirkung zu unterstützen.

Vorsicht

Andere Arzneimittel erst eine Stunde nach den Flohsamen einnehmen und über den Tag verteilt viel trinken!

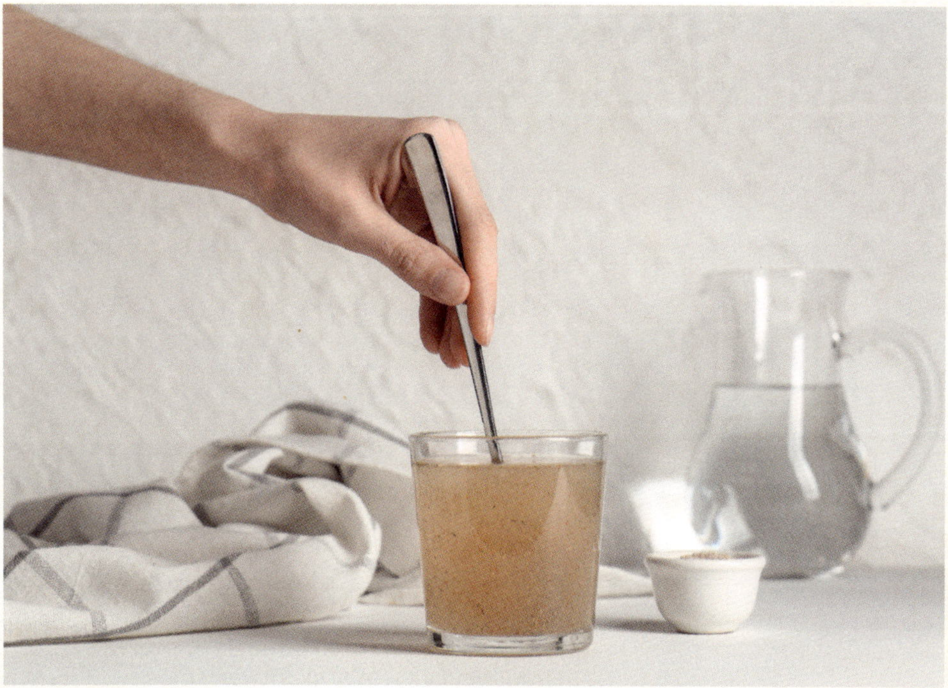

Klosterkräuter-Darmwohl-Tee

Seit Jahrhunderten nutzen Menschen die Heilkraft der Kräuter, um die Verdauung zu unterstützen und den Darm gesund zu halten. Schon in der Antike empfahlen Ärzte wie Hippokrates und Galen verdauungsfördernde Pflanzen wie Fenchel, Kümmel und Anis, um Blähungen zu lindern und den Magen-Darm-Trakt zu beruhigen. Auch die Klostermedizin des Mittelalters setzte auf Kräutertees, um Magenbeschwerden zu behandeln – Hildegard von Bingen etwa schwor auf Fenchel als »Wohlbefindensbringer« für den ganzen Körper.

Diese Teemischung vereint bewährte Heilkräuter aus der traditionellen europäischen Kräuterkunde. Sie stammt aus Überlieferungen der Klostermedizin und wurde von Generation zu Generation weitergegeben – von Mönchen, kräuterkundigen Frauen und Volksheilkundigen. Kamille, eines der ältesten Heilkräuter Europas, wirkt entzündungshemmend, beruhigt gereizte Schleimhäute und trägt dazu bei, Krämpfe im Verdauungstrakt zu lindern. Pfefferminze sorgt für eine angenehme Frische und unterstützt die Funktion der Gallenblase, indem sie die Fettverdauung fördert und gleichzeitig Krämpfen entgegenwirkt. Schafgarbe, ein altes Frauen- und Verdauungskraut, reguliert sanft die Darmtätigkeit und hilft dem Körper, sich selbst zu harmonisieren. Bis heute wird dieses Rezept bei Verdauungsproblemen, Blähungen und Magenkrämpfen eingesetzt und gilt als sanfte Unterstützung für einen gesunden Darm.

Sie brauchen

- 20 g Fenchelsamen
- 20 g Anissamen
- 20 g Kümmelsamen
- 20 g Kamillenblüten
- 20 g Pfefferminzblätter
- 20 g Schafgarbenkraut

So geht's

1. 1 Esslöffel der Teemischung mit 250 Milliliter heißem Wasser übergießen, zugedeckt 10–15 Minuten ziehen lassen.
2. Abseihen und warm genießen.

Anwendung und Haltbarkeit

Trinken Sie täglich ein bis zwei Tassen, idealerweise nach den Mahlzeiten. Nach sechs Wochen sollten Sie eine Pause von zwei Wochen einlegen.

Tipp

Falls Sie unter Sodbrennen leiden, können Sie die Pfefferminze weglassen und stattdessen Melisse hinzufügen.

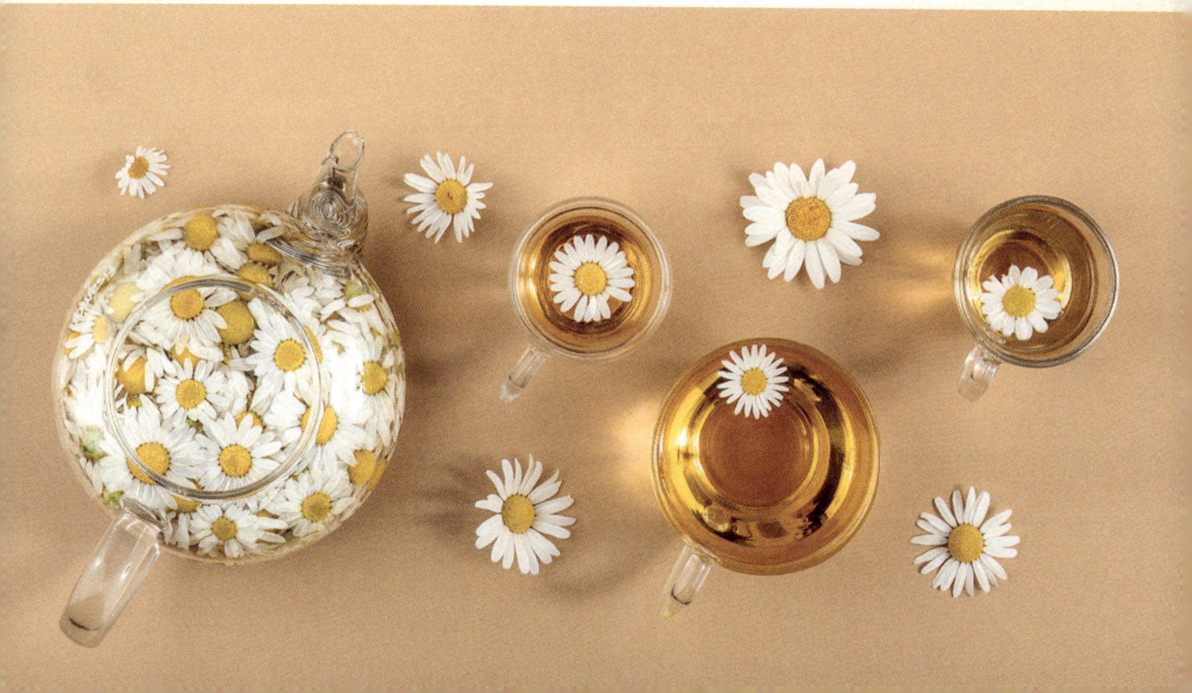

Blase und Niere

Labkrautwein bei Blasenleiden

Im Mittelalter wurde das Echte Labkraut nicht nur zur Käseherstellung verwendet, sondern auch in der Volksmedizin geschätzt. Ein altes Rezept sah vor, die Wurzeln des Labkrauts in süßem Wein zu sieden und diesen Trank zur Förderung der Libido zu nutzen. Hieronymus Bock, ein bekannter Botaniker und Arzt des 16. Jahrhunderts, wird folgendes Zitat über die aphrodisierende Wirkung des Labkrauts nachgesagt: »Die Wurzeln in süßem Wein gesotten und getrunken erwecken Lust zur Unkeuschheit«.

Doch nicht nur in amourösen Angelegenheiten wurde das Labkraut geschätzt – auch die Blase profitierte von dessen besonderen Kräften. Während sich die einen also Hoffnung auf mehr Leidenschaft machten, freuten sich die anderen schlicht über eine problemlose Entleerung der Harnwege. Seine harntreibenden Eigenschaften fördern die Ausscheidung von überschüssiger Flüssigkeit und helfen, Keime aus der Blase zu spülen – eine natürliche Unterstützung bei Harnwegsinfektionen oder Reizblase. Zudem wird ihm eine entkrampfende Wirkung nachgesagt, was bei Blasenkrämpfen oder häufigem Harndrang hilfreich sein kann. Seine sanfte Wirkung macht es zu einem beliebten Mittel in der traditionellen Heilkunde, vor allem in Form von Labkrautwein, der die wertvollen Inhaltsstoffe besonders gut extrahiert.

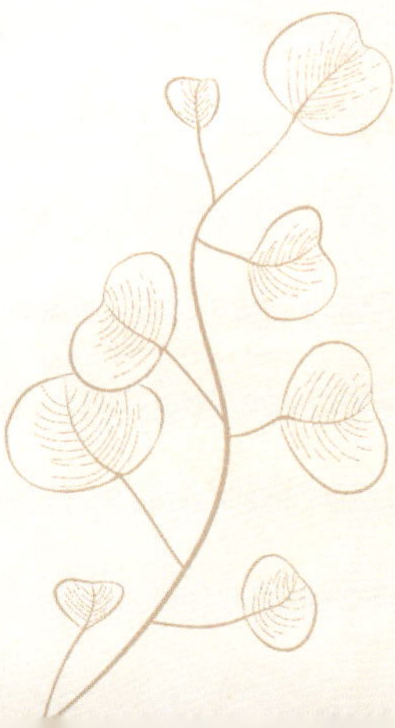

Sie brauchen

- 1 Handvoll frisches oder 2 EL getrocknetes Echtes Labkraut
- 1 l Bio-Weißwein
- 1 EL Honig (optional für die Süße)
- 1 großes Schraubglas
- 1 Flasche

So geht's

1. Das Labkraut in eine saubere Glasflasche oder ein großes Schraubglas geben, mit Weißwein übergießen und das Gefäß gut verschließen.
2. Nun für 10–14 Tage an einem dunklen, kühlen Ort ziehen lassen und gelegentlich schütteln.
3. Danach abseihen und in eine saubere Flasche füllen.

Anwendung und Haltbarkeit

Trinken Sie täglich ein bis zwei kleine Gläser (circa 50 Milliliter) vor dem Schlafengehen oder nach Bedarf über den Tag verteilt.

Zur Vorbeugung oder bei leichten Beschwerden kann eine zweiwöchige Kur gemacht werden. Der Wein hält sich dunkel und kühl gelagert mehrere Monate.

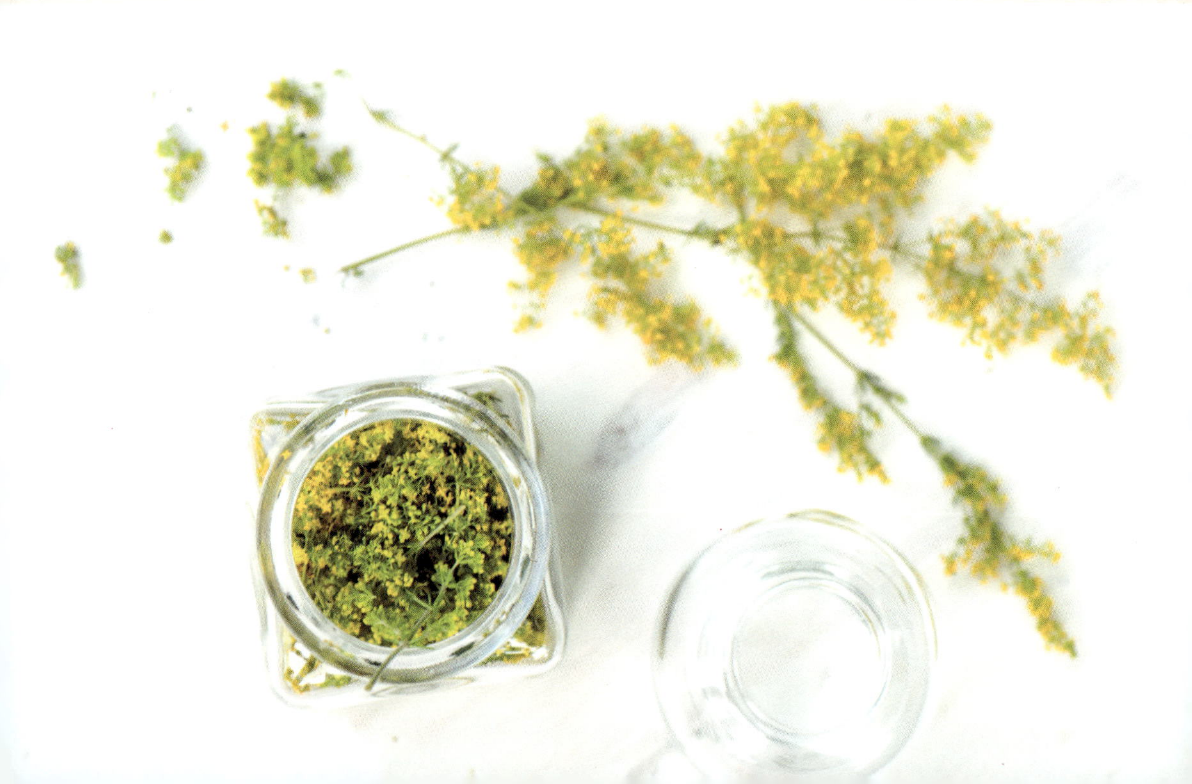

Wärmendes Sitzbad bei Reizblase und Kälteempfindlichkeit

Man stelle sich vor: ein nebliger Novembermorgen irgendwo im Mittelalter. Die Nonnen in einem kleinen Frauenkloster sitzen zum Morgengebet, in dicke Wollkutten gehüllt – aber trotzdem zieht's durch jede Ritze. Schwester Gertrudis, bekannt für ihr sensibles Gemüt und ihre noch sensiblere Blase, sitzt zu lange auf dem eiskalten Steinboden – und zack: Das nächste Gebet ist für die Gesundheit nötig.

Schon damals wusste man: Wer sich verkühlt, der hat oft nicht etwa »eine Erkältung«, sondern ein Ziehen im Unterleib, häufigen Harndrang oder ein unangenehmes Druckgefühl – ohne dass eine »echte« Blasenentzündung vorliegt. In den alten Klostergärten fand sich für solche Fälle eine einfache, aber wirksame Hilfe: das wärmende Kräutersitzbad. Kein Hokuspokus, sondern wohltuende Volksheilkunde mit entspannender Wirkung auf Körper und Seele. Die Kombination aus warmen Wasserdämpfen und reizlindernden Kräutern wirkt gleich doppelt: äußerlich entspannend auf die Muskulatur im Beckenbereich, innerlich beruhigend auf das vegetative Nervensystem. Und die Kräuter? Die wussten schon Hildegard, Trotula und Co. zu schätzen:

Kamille wirkt entzündungshemmend, antibakteriell und beruhigend – das hat sogar die moderne Wissenschaft mehrfach bestätigt. Ihre ätherischen Öle (vor allem Bisabolol und Matricin) lindern Schleimhautreizungen und Krämpfe.

Schafgarbe ist eine traditionelle Frauenpflanze: krampflösend, durchblutungsfördernd, antibakteriell. Sie wirkt besonders gut auf den kleinen Beckenbereich: perfekt also für »Blasenlaunen«.

Thymian bringt eine extra Portion antimikrobielle Kraft mit, und zwar vor allem bei leichter Keimbelastung oder zur Vorbeugung.

Eichenrinde wirkt adstringierend, also zusammenziehend; sie beruhigt gereizte Schleimhäute und stärkt die lokale Abwehrbarriere.

Studien zur Wirksamkeit von Kamille- und Eichenrindenbädern bestätigen ihren positiven Einfluss auf entzündete Schleimhäute und Hautirritationen.[16]

Sie brauchen

- 1 EL Kamillenblüten
- 1 EL Schafgarbenkraut
- 1 EL Thymiankraut
- 1 EL Eichenrinde
- 1 l Wasser
- 1 feines Sieb
- 1 große Schüssel oder Sitzbadbecken

So geht's

1. Kräuter mit kochendem Wasser übergießen und 15 Minuten zugedeckt ziehen lassen.
2. Abseihen und in das vorbereitete Sitzbad geben.
3. Sobald die Temperatur angenehm ist, 10–15 Minuten darin sitzen.

Anwendung und Haltbarkeit

Zwei- bis dreimal pro Woche bei Reizblase oder nach dem Frieren anwenden.

Blasenstärkende Teekur

Es gibt diese Momente, in denen man die Toilette öfter sieht als die beste Freundin. Der Kalender sagt: Dienstag. Die Blase sagt: »Schon wieder!« Und man fragt sich, ob man langsam einen Zweitwohnsitz im Badezimmer beantragen sollte.

Schon unsere Urgroßmütter kannten das Gefühl: ständiger Harndrang, Brennen, Druck – immer wiederkehrend, obwohl man »eigentlich gesund« ist. Und damals wie heute wusste man: Jetzt muss ein anderer Weg her, und zwar einer, der die Blase stärkt, Keime hemmt und das Milieu stabilisiert.

Diese Teemischung mit Bärentraube und Frauenmantel ist genau für solche Fälle gedacht – zur sanften Unterstützung bei wiederkehrenden Infekten und zur Regeneration nach einer überstandenen Blasenentzündung. Die Mischung ist ein Klassiker aus der traditionellen Frauenheilkunde: modern, effektiv und ganz ohne Chemie. Die Kräuter dieser Mischung wirken auf mehreren Ebenen: Sie desinfizieren, beruhigen und stärken die Schleimhautabwehr. Bärentraubenblätter enthalten Arbutin, das im Körper zu Hydrochinon umgewandelt wird – ein natürliches antibakterielles Mittel, das gezielt in den Harnwegen wirkt. Besonders effektiv ist es bei leicht alkalischem Urin. Studien zeigen, dass Bärentraubenblätter bei unkomplizierten Harnwegsinfekten mit antibiotikaähnlicher Wirkung helfen können – bei geringem Nebenwirkungsrisiko.[17,18] Frauenmantel stärkt das Bindegewebe im Beckenboden, wirkt leicht hormonell ausgleichend und entzündungshemmend; es ist besonders hilfreich bei hormonell bedingter Blasenempfindlichkeit (zum Beispiel in den Wechseljahren). Goldrute – die »Nierenpflanze« schlechthin – wirkt harntreibend, schleimhautberuhigend und leicht krampflösend; sie spült Keime aus und hilft bei der Regeneration.

Lindenblüten unterstützen die körpereigene Abwehr, wirken mild diaphoretisch (schweißtreibend) und beruhigen das Nervensystem – besonders abends eine Wohltat.

Süßholzwurzel mildert den bitteren Geschmack, wirkt antiviral und entzündungshemmend und unterstützt die Schleimhautregeneration.

Sie brauchen

- 30 g Bärentraubenblätter
- 20 g Frauenmantelkraut
- 20 g Goldrutenkraut
- 15 g Lindenblüten
- 15 g Süßholzwurzel (optional für Geschmack und Milde)
- 1 Teedose oder Glas

So geht's

1. Geben Sie alle Kräuter in die Teedose und schütteln Sie sie kräftig durch.
2. 1–2 Teelöffel der Mischung mit 250 Milliliter kochendem Wasser übergießen, 10 Minuten ziehen lassen und anschließend abseihen.

Anwendung und Haltbarkeit

Trinken Sie zwei bis drei Tassen täglich über 10 bis 14 Tage, nicht länger (wegen der Gerbstoffe in der Bärentraube).

Tipp

Immer reichlich Wasser zusätzlich trinken, da die Wirkstoffe nur bei genügend Spülung ihre Wirkung entfalten.

Der Steinbrecher-Trunk nach Paracelsus bei Nierensteinleiden

Im Jahr 1535 reiste Theophrastus Bombastus von Hohenheim, besser bekannt als Paracelsus, durch Süddeutschland und die Schweiz. In dieser Zeit schrieb er zahlreiche Abhandlungen über die Heilkraft der Natur und wurde von Kranken aus ganz Europa aufgesucht. Sein Ruf als Heiler war so groß, dass sich eines Tages ein angesehener Bergmann aus Tirol an ihn wandte.

Der Mann, Jakob Staudinger, war ein erfahrener Silbergräber, doch sein Körper war durch die Jahre harter Arbeit gezeichnet. Besonders quälend waren die plötzlichen Schmerzen in seiner Seite, die ihn oft mit schweißgebadetem Gesicht auf den Boden zwangen. Die Ärzte hatten ihn zur Ader gelassen und ihm bittere Pulver verabreicht – doch nichts half.

Paracelsus hörte sich Jakobs Leid an und erkannte die Symptome sofort: Steine in den Nieren, entstanden durch die harten Lebensbedingungen, das salzreiche Wasser der Bergwerke und eine einseitige Ernährung. Er setzte sich an sein Werk und schrieb eine Rezeptur nieder, die er *Aqua Lithontriptica* nannte – das »Steinbrecher-Wasser«. Diese Mischung bestand aus Goldrute, Schachtelhalm und Wacholder: Kräuter, die in der Volksmedizin bereits für ihre harntreibende Wirkung bekannt waren.

Jakob trank den Sud gewissenhaft – und nach wenigen Wochen konnte er wieder ohne Schmerzen arbeiten. Später schwor er, dass Paracelsus ihn vor dem sicheren Tod bewahrt hatte. Diese Rezeptur tauchte später in verschiedenen Kräuterbüchern auf und wurde von Hildegard von Bingen, Leonhart Fuchs und später dem Schweizer Kräuterpfarrer Künzle weiterempfohlen. Bis heute ist Goldrute als Nierenkraut bekannt, und das alte Wissen um den »Steinbrecher-Trunk« lebt weiter.

Sie brauchen

- 500 ml Quellwasser
- 1 TL Bärlappkraut
- 1 TL Schachtelhalm
- 1 TL Goldrutenkraut
- ½ TL Wacholderbeeren
- ½ Zitrone (frisch gepresst)
- 1 TL Honig (optional)

So geht's

1. Kräuter in einem Topf mit Quellwasser aufkochen und 10 Minuten sanft köcheln lassen.
2. Anschließend vom Herd nehmen und weitere 10 Minuten ziehen lassen.
3. Abseihen, den Zitronensaft hinzufügen und nach Wunsch mit Honig süßen.

Anwendung und Haltbarkeit

Über zwei Wochen hinweg täglich zwei bis drei Tassen trinken. Der Trunk kann vorgekocht und im Kühlschrank zwei bis drei Tage aufgehoben werden.

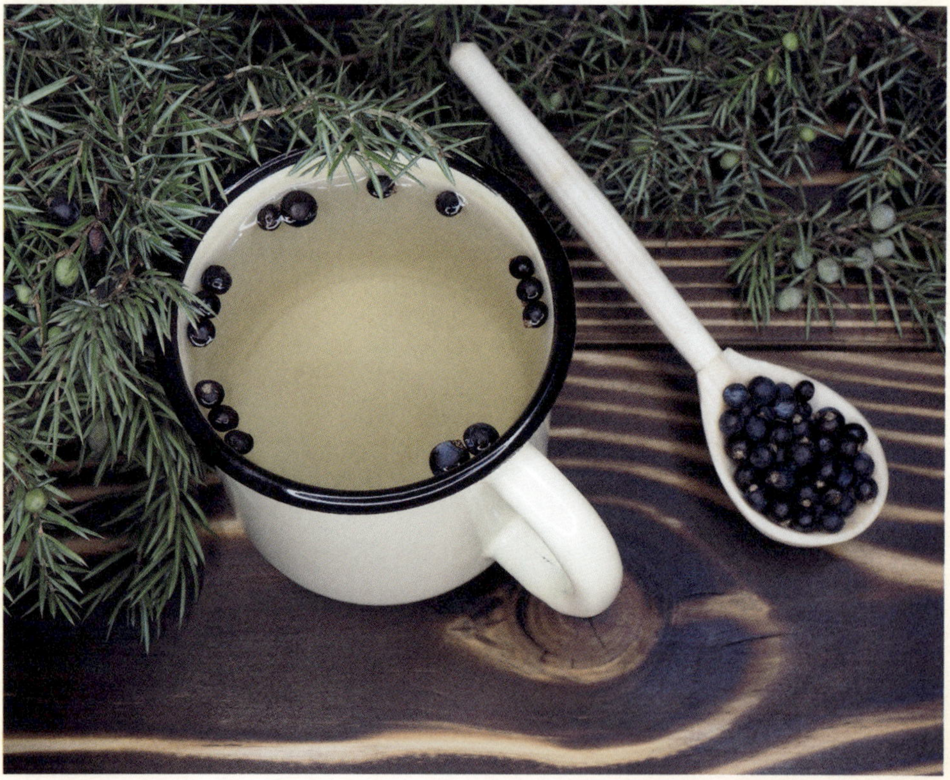

Blasen- und Nierentee nach Sebastian Kneipp

Einst soll ein junger Bursche mit schmerzverzerrtem Gesicht bei Sebastian Kneipp vor der Tür gestanden haben. »Herr Kneipp, ich bin verloren! Ich kann nicht sitzen, nicht schlafen und – verzeiht – ich verbringe mehr Zeit draußen im Gebüsch als in meinem eigenen Bett!«

Kneipp, bekannt für seine ruhige Art, musterte den Unglücklichen und fragte nur trocken: »Hast du dich etwa auf einen kalten Stein gesetzt?« Der junge Mann wurde rot und nickte. Tatsächlich galt das kalte Sitzen damals – und bis heute – als eine der sichersten Methoden, sich eine Blasenentzündung einzufangen. Kneipp winkte nur ab und schob ihm eine Mischung getrockneter Kräuter in die Hand. »Drei Tassen täglich, und wenn du wieder auf warmen Plätzen sitzt, sehen wir uns nicht so bald wieder.«

Einige Tage später kam der junge Mann zurück – diesmal mit einem breiten Grinsen. »Herr Kneipp, euer Tee wirkt Wunder! Ich kann endlich wieder ruhig schlafen – und auf Steinbänken sitzen werde ich nie wieder!«

Sie brauchen

- 25 g Ackerschachtelhalmkraut
- 25 g Goldrutenkraut
- 25 g Birkenblätter
- 25 g Brennnesselblätter

So geht's

1. Mischen Sie die getrockneten Kräuter gründlich.
2. Übergießen Sie 2 Teelöffel der Mischung mit 250 Milliliter kochendem Wasser.
3. Lassen Sie den Tee 10 Minuten ziehen und seihen ihn anschließend ab.

Anwendung und Haltbarkeit

Trinken Sie dreimal täglich eine Tasse frisch zubereiteten Tee über einen Zeitraum von zwei bis vier Wochen.

Neben der Teeanwendung betonte Kneipp die Bedeutung von ausreichender Flüssigkeitszufuhr und regelmäßiger Bewegung an der frischen Luft zur Stärkung des Immunsystems.

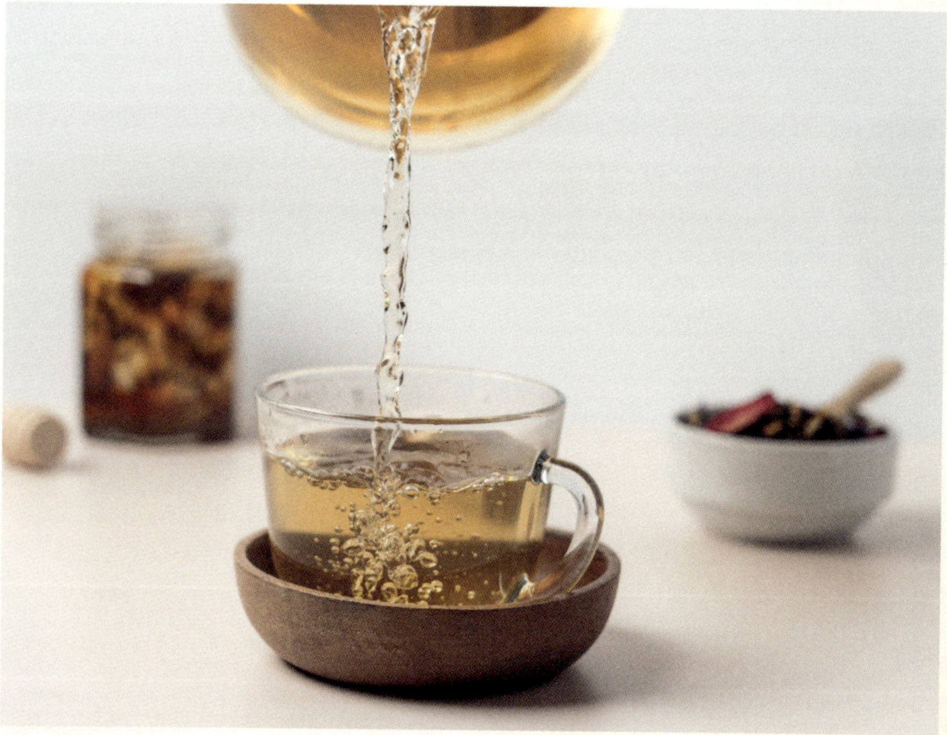

Schmerzen

Ayurvedische Weihrauchsalbe für Gelenke und Muskeln

In einem kleinen Dorf am Fuße des Himalayas saß einst ein weiser Vaidya (Ayurveda-Heiler) unter einem alten Banyanbaum. Vor ihm kniete eine ältere Frau, die mit müden Augen und schmerzenden Gelenken zu ihm aufblickte. Ihre Hände, gezeichnet von harter Feldarbeit, zitterten leicht, als sie ihre Bitte vortrug: »Meister, die Kälte der Nächte kriecht in meine Knochen, und die Schmerzen lassen mich nicht ruhen.«

Der Vaidya nickte wissend. Er griff nach einer Schale, in der ein goldener Harz glitzerte – Weihrauch, das Geschenk der Götter. »Boswellia«, sagte er mit einem Lächeln, »ist seit Jahrtausenden ein Verbündeter gegen Schmerzen und Entzündungen. Seine Kraft reicht bis in die tiefsten Schichten des Körpers. Die alten Rishis nannten ihn nicht umsonst das ›heilige Harz‹.« Er bereitete aus dem duftenden Weihrauch eine heilende Salbe, die mit Sesamöl, Kurkuma und Ingwer die tiefen Schmerzen linderte. Als die Frau einige Wochen später zurückkehrte, erzählte sie voller Freude: »Meister, ich kann wieder tanzen!«

Im Ayurveda wird Weihrauch (*Boswellia serrata*) als wahres Wundermittel geschätzt. Es gehört zu den Rasayanas – den verjüngenden Heilmitteln – und ist bekannt dafür, Vata- und Kapha-Dosha zu reduzieren, also Trockenheit und Steifheit zu lindern.

Seine wichtigsten Wirkungen sind:

- Entzündungshemmend: ideal bei Gelenkschmerzen, Arthritis und Muskelverspannungen
- Durchblutungsfördernd: regt die Regeneration an und löst Blockaden
- Beruhigend für das Nervensystem: fördert innere Ruhe und Ausgeglichenheit
- Antimikrobiell: schützt die Haut und fördert die Wundheilung

Dieses uralte Rezept vereint das Beste aus der Natur und bringt die jahrtausendealte Heilkunst des Ayurveda direkt zu Ihnen nach Hause. Lassen Sie sich von der warmen, erdigen Kraft des Weihrauchs umhüllen und schenken Sie Ihrem Körper wohltuende Entspannung.

Sie brauchen

- 50 g Weihrauchharz (gemahlen)
- 100 ml Sesamöl oder Kokosöl
- 20 g Bienenwachs
- 1 TL Kurkumapulver (entzündungshemmend)
- 1 Salbentiegel
- Optional: 5 Tropfen ätherisches Ingweröl

So geht's

1. Weihrauchpulver mit dem Öl in einem Topf leicht erwärmen (nicht kochen).
2. Kurkuma hinzufügen und gut umrühren.
3. Das Bienenwachs unter Rühren schmelzen lassen.
4. In Tiegel abfüllen und fest werden lassen.

Anwendung

Auf die schmerzenden Gelenke auftragen, besonders vor dem Schlafengehen. Die Salbe hält sich mindestens ein Jahr.

Mutterkraut gegen Kopfschmerzen und Migräne

Es heißt, dass die besten Heilmittel oft direkt vor unseren Füßen wachsen – man muss sie nur zu nutzen wissen. Eine Pflanze, die jahrhundertelang geschätzt wurde, aber in der modernen Medizin fast in Vergessenheit geraten ist, ist das Mutterkraut (*Tanacetum parthenium*). Schon in der Antike galt es als Geheimwaffe gegen pochende Kopfschmerzen und Migräneanfälle, lange bevor es Schmerztabletten gab.

Der griechische Arzt Dioskurides schrieb bereits im 1. Jahrhundert n. Chr., dass Mutterkraut »den Kopf klärt und die Hitze vertreibt«: eine elegante Umschreibung für das, was wir heute Migräne nennen würden. Später setzte Paracelsus das Kraut zur Fiebersenkung und Schmerzlinderung ein, und Hildegard von Bingen empfahl es Frauen, um hormonell bedingte Kopfschmerzen zu lindern. Heute wird Mutterkraut vor allem zur Vorbeugung von Migräne, Spannungskopfschmerzen und wetterbedingten Beschwerden genutzt – eine sanfte Alternative für alle, die nicht sofort zu Schmerzmitteln greifen wollen. Und das Beste daran? Es wächst in vielen Gärten und kann mit wenig Aufwand zu einer wohltuenden Tinktur verarbeitet werden.

Warum hilft Mutterkraut gegen Kopfschmerzen? Es enthält Parthenolid, einen sekundären Pflanzenstoff, der Entzündungen hemmt, die Blutgefäße entspannt und Migräneanfällen vorbeugen kann. Bereits im Mittelalter wurde Mutterkraut als sanfte Alternative zu Opium geschätzt, um Kopfschmerzen, Schwindel und Nervosität zu lindern. Es ist besonders hilfreich bei wiederkehrender Migräne, Spannungskopfschmerz, Wetterfühligkeit und nervöser Unruhe.

Das folgende alte Rezept hat schon Generationen geholfen.

Sie brauchen

- 50 g frisches Mutterkraut oder 30 g getrocknetes Mutterkraut
- 250 ml hochwertigen Alkohol (wie Wodka oder Korn, mindestens 40 %)
- 1 Schraubglas
- 1 dunkle Tropfflasche

So geht's

1. Das Mutterkraut in ein sauberes Schraubglas geben und mit Alkohol übergießen, bis es vollständig bedeckt ist.
2. Das Glas verschließen und an einem dunklen, kühlen Ort 4–6 Wochen (zum Beispiel die Vorratskammer oder die Kellertreppe) ziehen lassen. Während dieser Zeit täglich sanft schütteln, damit sich die Wirkstoffe lösen.
3. Nach der Ziehzeit die Tinktur durch ein feines Tuch oder einen Kaffeefilter abseihen.
4. In eine dunkle Tropfflasche umfüllen und gut verschließen.

Anwendung und Haltbarkeit

Zur Vorbeugung täglich 10 bis 15 Tropfen in etwas Wasser einnehmen. Bei akuter Migräne 20 Tropfen in Wasser oder Tee verdünnt trinken. Die Tinktur hält sich mindestens ein Jahr.

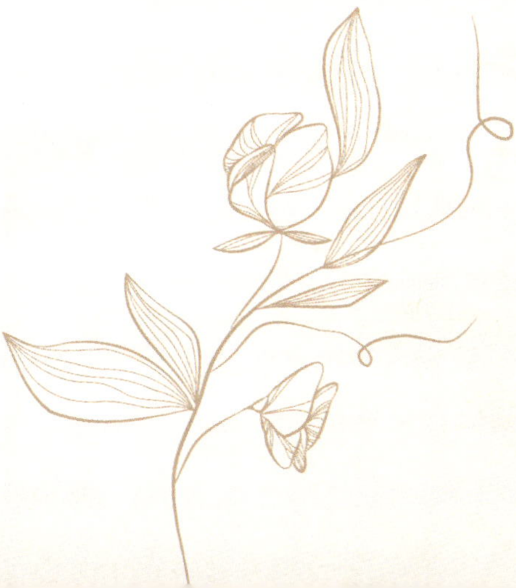

Nelken und Propolis gegen Zahnschmerzen

Stellen Sie sich vor, es ist das Jahr 1530. Ihr Zahn pocht, der Schmerz zieht bis ins Ohr, und Sie ahnen: Das wird eine unruhige Nacht. Eine Schmerztablette? Fehlanzeige. Ein Zahnarztbesuch? Nun ja, wenn man unter »Zahnarzt« einen bärtigen Bader mit Lederschürze versteht, der entweder mit einem glühenden Eisen oder einer wackeligen Zange zu Werke geht. Betäubung? Ein tiefer Schluck Branntwein und ein Holzlöffel zum Draufbeißen.

Kein Wunder, dass bereits unsere Vorfahren alles daransetzten, ihre Zähne so lange wie möglich im Mund zu behalten – und vor allem, Zahnschmerzen ohne Folterinstrumente zu lindern. Heilkundige Kräuterfrauen, Klostermönche und fahrende Heiler hatten ein beachtliches Arsenal an pflanzlichen Schmerzmitteln, die halfen, den Schmerz zu betäuben und Entzündungen in Schach zu halten.

Zwei dieser alten Heilmittel sind bis heute bewährt: die Gewürznelke, die schon arabische Händler schätzten und die in der frühen Zahnmedizin als natürliches Betäubungsmittel galt, sowie Propolis, das heilkräftige Bienenharz, mit dem bereits die Ägypter Wunden behandelten. Und das Beste: Beides wirkt zuverlässig – ganz ohne glühendes Eisen oder bärtige Bader mit fragwürdigen Methoden.

Hier sind die besten überlieferten Rezepte gegen Zahnschmerzen – damit Sie nicht plötzlich in einer mittelalterlichen Folterszene landen.

Nelkenöl: die kleine Waffe gegen große Schmerzen

Schon im Mittelalter kaute man auf Gewürznelken, wenn der Zahn pochte – nicht etwa, weil das so angenehm schmeckte, sondern weil der Wirkstoff Eugenol tatsächlich eine betäubende Wirkung hat. Heute ist Nelkenöl immer noch in vielen zahnmedizinischen Präparaten enthalten – ein echtes Traditionsheilmittel.

So geht's

1. Ein Wattestäbchen mit Nelkenöl tränken und direkt auf den schmerzenden Zahn oder das Zahnfleisch auftragen.
2. Alternativ eine ganze Nelke in den Mund nehmen und leicht darauf beißen.

Die Gewürznelke gibt langsam ihr Öl frei und betäubt die schmerzende Stelle, und zwar ganz ohne Schreckensschreie.

Propolis: das Schutzschild für entzündetes Zahnfleisch

Bienen sind wahre Meister der Naturmedizin: Ihr Harz, das sogenannte Propolis, hält den Bienenstock keimfrei und ist ein starkes, natürliches Antibiotikum. Schon Heilerinnen und Heiler der Antike nutzten es für Wundheilung, und es wirkt auch hervorragend bei Zahnschmerzen und entzündetem Zahnfleisch.

So geht's

1. Ein paar Tropfen Propolis-Tinktur auf ein Wattestäbchen geben und direkt auf die betroffene Stelle tupfen.
2. Alternativ einen halben Teelöffel Propolis-Tinktur in lauwarmes Wasser geben und als Mundspülung nutzen.

Diese überlieferten Heilmittel helfen dabei, den Schmerz zu lindern. Aber wenn der Zahn sich weiter beschwert wie ein schlecht gelaunter Nachbar mit zu viel Freizeit, ist der Gang in die Zahnarztpraxis doch unvermeidlich.

Johanniskrautöl-Umschlag gegen Rückenschmerzen

Rückenschmerzen sind so alt wie das aufrechte Gehen – und genauso alt ist das Bedürfnis, sie wieder loszuwerden. Während Bauern, Handwerker und Knechte oft nichts anderes übrigblieb, als sich »zusammenzureißen«, gab es auch Menschen, die auf sanftere Methoden setzten. Besonders in Klöstern wurde das Wissen über heilende Kräuter bewahrt und genutzt, um verspannte Rücken zu beruhigen.

Wer Glück hatte, bekam einen Kräuterumschlag oder eine wohltuende Einreibung mit Johanniskrautöl, das tief in die Haut eindringt und Muskelschmerzen lindert. Wer weniger Glück hatte, landete beim Bader oder Einrenker – und dort konnte es rustikal zugehen. Ein beherzter Ruck hier, ein »Jetzt mal tief durchatmen!« dort, und mit etwas Pech hatte man danach nicht nur Rückenschmerzen, sondern auch eine ausgekugelte Schulter.

Kein Wunder, dass viele Menschen lieber zur Klostermedizin griffen: Johanniskrautöl, sanft einmassiert und mit einem wärmenden Umschlag kombiniert, brachte die Muskeln zum Entspannen – ganz ohne riskante Hebeltechniken. Diese Methode wirkt bis heute, wenn der Rücken sich meldet und eine kleine, aber wirksame Wohltat braucht.

Sie brauchen

- 50 ml Johanniskrautöl (am besten selbst gemacht, Rezept Seite 116 oder aus der Apotheke)
- 1 Leinentuch oder Baumwolltuch
- 1 Wärmflasche oder warmes Handtuch

So geht's

1. Das Johanniskrautöl sanft in die schmerzende Stelle einmassieren.
2. Das Leinentuch in warmem Wasser tränken, auswringen und auf den Rücken legen.
3. Eine Wärmflasche oder ein warmes Handtuch darüberlegen und sich 20–30 Minuten ausruhen.

Tipp

Johanniskrautöl entfaltet seine volle Wirkung, wenn es regelmäßig angewendet wird – am besten über mehrere Tage hinweg. Und keine Sorge, wenn Ihre Haut danach leicht rötlich aussieht: Das ist nur die durchblutungsfördernde Wirkung des Öls.

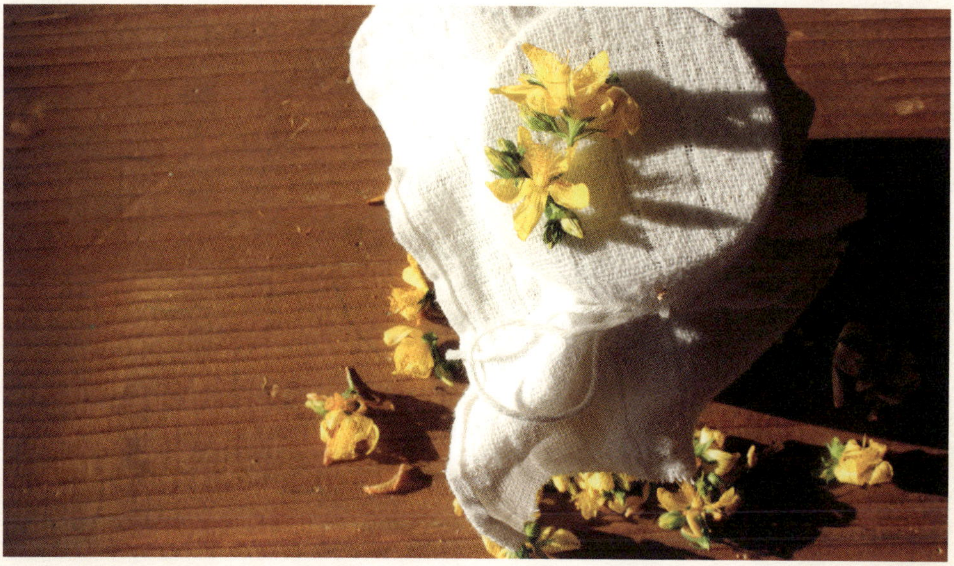

Johanniskrautöl selbst machen

Es gibt Pflanzen, die so wertvoll sind, dass sie über Jahrhunderte hinweg verehrt wurden – und Johanniskraut gehört definitiv dazu. In alten Zeiten glaubte man, dass es das Licht der Sonne speichert und so nicht nur Wunden heilt, sondern auch dunkle Gedanken vertreibt. Kein Wunder, dass es in Klöstern genauso geschätzt wurde wie in der Volksheilkunde: Johanniskrautöl war eine Allzweckwaffe für Haut, Muskeln und Nerven.

Schon früh nutzten Heilkundige das rote Öl zur Behandlung von Wunden, Muskelverspannungen und Nervenschmerzen. Auch bei Prellungen, Hexenschuss oder Narben war es ein bewährtes Mittel – und selbst für trockene Haut oder leichte Verbrennungen wurde es eingesetzt. Nicht zu vergessen: In stressigen Zeiten oder bei Stimmungstiefs war eine wohltuende Massage mit Johanniskrautöl oft Balsam für Körper und Seele. Kurz gesagt: Dieses Öl ist ein echtes Naturwunder und sollte in keiner Hausapotheke fehlen. Und das Beste? Es lässt sich ganz einfach selbst herstellen!

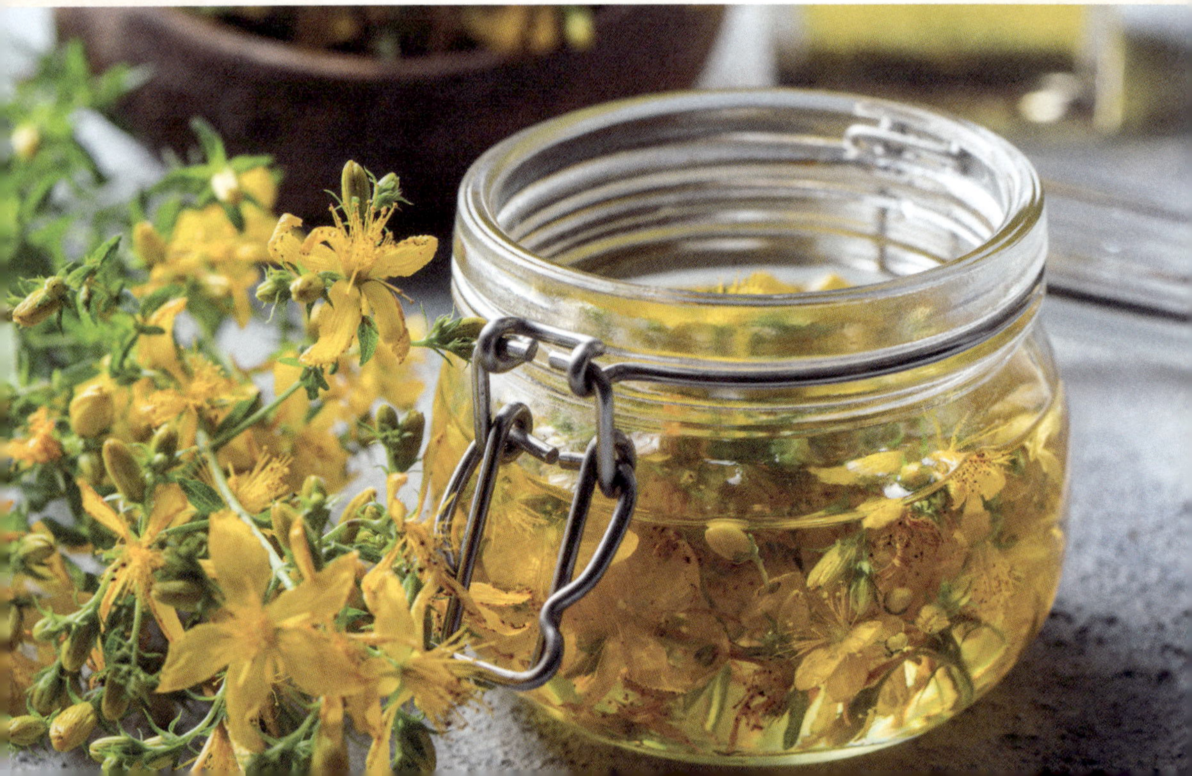

Sie brauchen

- Frische Johanniskrautblüten (am besten um den Johannistag herum gesammelt, 24. Juni)
- Hochwertiges Öl (Olivenöl, Mandelöl oder Jojobaöl)
- 1 sauberes Schraubglas
- 1 feines Sieb oder Tuch
- 1 dunkle Flasche

So geht's

1. Die frisch gepflückten Johanniskrautblüten sanft ausschütteln (nicht waschen!) und in ein steriles Glas füllen.
2. Mit dem gewählten Öl übergießen, sodass die Blüten komplett bedeckt sind.
3. Das Glas gut verschließen und für 4–6 Wochen an einen sonnigen Platz stellen – idealerweise dort, wo es täglich Licht bekommt, zum Beispiel auf der Fensterbank. Wichtig: Alle paar Tage das Glas sanft schwenken, damit sich die Wirkstoffe gut lösen.
4. Nach der Ziehzeit durch ein feines Sieb oder Tuch abseihen und in dunkle Flaschen füllen.

Anwendung und Haltbarkeit

Das Öl bekommt eine tiefrote Farbe – ein Zeichen für seine volle Kraft! Die betroffene Hautstelle sanft mit dem Öl einmassieren. Am besten kühl und dunkel lagern, dann hält es sich bis zu einem Jahr.

Tipp

Johanniskraut macht die Haut lichtempfindlicher. Nach dem Einreiben sollte man die Sonne meiden, um Pigmentflecken vorzubeugen.

Senfwickel gegen Rückenschmerzen

Während die einen bei Rückenschmerzen auf sanfte Kräuterheilkunde setzten, gab es auch jene, die der Meinung waren: Viel hilft viel. Und genau für diese Menschen war der Senfwickel erfunden worden.

Der Bader oder Einrenker war eine Option, aber nicht jeder hatte das Vertrauen, sich von einem Mann mit Lederschürze und grimmigem Gesicht einrenken zu lassen. Da war der Senfwickel die nächstbeste Wahl: Seine ätherischen Öle bringen die Durchblutung in Schwung, lösen Verspannungen und sorgen für ein wohliges Wärmegefühl – oder für ein feuriges Erwachen, wenn man ihn zu lange drauflässt. Kein Wunder, dass Senfwickel früher nicht nur gegen Rückenschmerzen, sondern auch gegen Erkältungen und steife Gelenke eingesetzt wurden.

Richtig angewendet ist er eine natürliche Alternative zu modernen Wärmepflastern – ohne Chemie, dafür mit der uralten Kraft der Senfpflanze. Der Wickel ist perfekt für alle, die es lieber anregend als beruhigend mögen oder die ihrem Rücken einen kleinen Weckruf verpassen wollen.

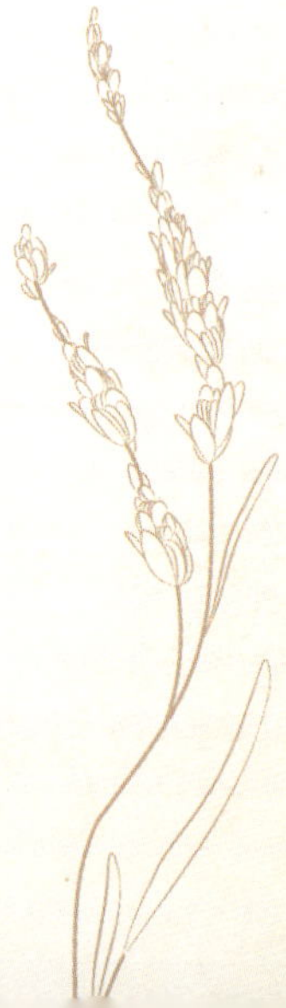

Sie brauchen

- 2 EL Senfmehl
- 1 dünnes Baumwolltuch, zum Beispiel Geschirrtuch
- 1 altes Handtuch, das Flecken bekommen darf

So geht's

1. 2 Esslöffel Senfmehl mit etwas warmem Wasser zu einem Brei verrühren.
2. Auf ein dünnes Baumwolltuch streichen und auf die betroffene Stelle legen.
3. Das Handtuch darüberlegen und sich bequem hinsetzen oder legen.

Anwendung und Haltbarkeit

Den Wickel spätestens nach zehn Minuten entfernen, sonst droht Hautreizung!

Diese alten Heilmethoden wirken oft erstaunlich gut – aber wenn sich der Rücken immer noch meldet wie ein beleidigter Freund nach einer vergessenen Einladung, sollte vielleicht doch ein Besuch bei einer Spezialistin oder einem Spezialisten in Betracht gezogen werden.

Vorsicht

Wenn der Wickel unangenehm brennt, sofort wieder entfernen!

Quark-Kohl-Auflage bei Entzündungen

Manchmal sind die besten Heilmittel die einfachsten – und oft finden wir sie direkt in unserer Küche. Weißkohl und Quark sind ein solches Duo, das in der traditionellen europäischen Naturheilkunde seit Jahrhunderten geschätzt wird. Schon Hildegard von Bingen empfahl Kohlauflagen zur Linderung von Schmerzen und Schwellungen. Sie war überzeugt, dass Kohl die »schlechten Säfte« aus dem Körper zieht und Entzündungen lindert.

Auch Sebastian Kneipp setzte auf die heilende Wirkung von Wickeln und Auflagen, und zwar insbesondere mit Quark, der durch seine kühlenden und abschwellenden Eigenschaften Entzündungen beruhigt. Und nicht zuletzt stammt dieses Wissen aus der Volksmedizin, denn Bauern und Kräuterfrauen wussten: Wer sich gestoßen, verstaucht oder entzündet hat, kann auf eine einfache Kohl-Quark-Auflage vertrauen.

Heute wissen wir, dass Senfölglykoside im Kohl entzündungshemmend wirken und Quark die Durchblutung fördert. Die Kombination hilft sanft, aber effektiv bei Gelenkbeschwerden, Prellungen, Schwellungen und entzündeten Sehnen.

Dies ist das Rezept für eine bewährte Heilauflage mit Kohl und Quark, die ganz einfach zu Hause angewendet werden kann.

Sie brauchen

- 2–3 große Weißkohlblätter
- 2 EL Quark
- 1 TL Honig

So geht's

1. Die Kohlblätter mit einer Flasche oder einem Nudelholz platt walzen, damit der Saft austritt.
2. Quark mit Honig verrühren und auf die schmerzende Stelle auftragen.
3. Kohlblätter darüberlegen und mit einem Tuch oder einer Mullbinde fixieren.

Anwendung und Haltbarkeit

Den Wickel 20 bis 30 Minuten einwirken lassen, danach vorsichtig abnehmen.

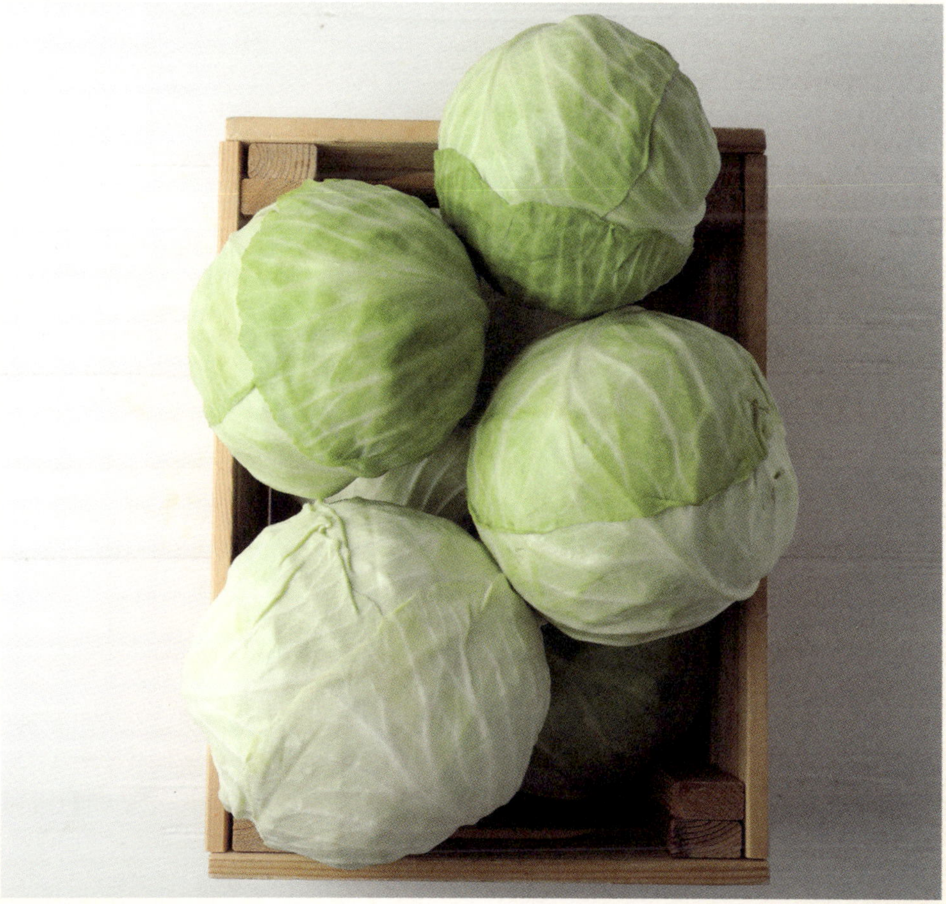

Arnikasalbe bei Prellungen, Zerrungen, Muskelkater und Gelenkschmerzen

Wenn es eine Heilpflanze gibt, die in keiner Hausapotheke fehlen darf, dann ist es Arnika (*Arnica montana*). Seit Jahrhunderten gilt sie als eines der besten Mittel gegen Prellungen, Verstauchungen, Muskelkater und Gelenkschmerzen. Schon in der mittelalterlichen Klostermedizin wurde Arnika hochgeschätzt, und sie fand später über die Volksheilkunde ihren festen Platz in den Apotheken.

Bereits im 16. Jahrhundert lobte der Arzt und Botaniker Hieronymus Bock die »Bergwohlverleih« (so wurde Arnika früher genannt) als Heilmittel für Wunden und stumpfe Verletzungen. Sebastian Kneipp empfahl sie als »eine der besten Pflanzen gegen Blutergüsse und Muskelzerrungen«. Und wer früher in den Alpen lebte, wusste: Ein Umschlag mit Arnika nach einer anstrengenden Bergwanderung wirkt Wunder.

Die Heilkraft von Arnika beruht auf ihren entzündungshemmenden, durchblutungsfördernden und schmerzlindernden Eigenschaften. Ihre Wirkung ist so beeindruckend, dass sie bis heute in der Naturheilkunde und in vielen medizinischen Salben verwendet wird.

Eine selbst gemachte Arnikasalbe ist nicht nur ein bewährtes Heilmittel, sondern auch eine wunderbare Möglichkeit, sich die Kraft der Natur ins Haus zu holen. Hier ist das klassische Rezept, das seit Generationen weitergegeben wird. Ich verwende hierfür ein fertiges Arnikaöl, da die Pflanze unter Naturschutz steht und nicht wild gesammelt werden darf.

Sie brauchen

- 50 ml Arnikaöl (fertig gekauft)
- 10 g Bienenwachs
- 5 g Sheabutter oder Lanolin
- 1 hitzebeständiges Glas
- 1 Salbentiegel oder kleines Glas

So geht's

1. Arnikaöl in ein hitzebeständiges Glas geben und sanft im Wasserbad erhitzen.
2. Bienenwachs und Sheabutter ins warme Öl geben und rühren, bis alles geschmolzen ist.
3. Die flüssige Salbe in den kleinen Tiegel oder das Glas füllen und vollständig abkühlen lassen, bevor Sie den Deckel aufschrauben.

Anwendung und Haltbarkeit

Die Salbe sanft auf die betroffene Stelle einmassieren und gegebenenfalls zwei- bis dreimal täglich wiederholen. Nicht auf offene Wunden auftragen!

Tipp

Diese Salbe eignet sich auch wunderbar für eine sanfte Massage nach einem anstrengenden Tag oder Sport.

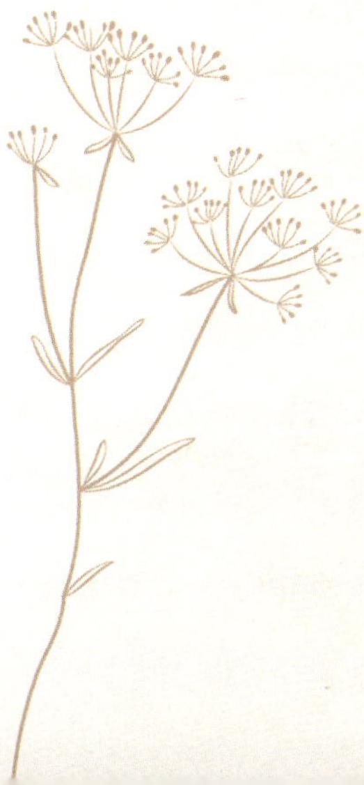

Haut und Haar

Rosmarin-Honig-Haarspülung für Glanz und eine gesunde Kopfhaut

Wenn wir heute an mittelalterliche Schönheitspflege denken, kommen einem vielleicht eher ranziges Bärenfett oder fragwürdige Kräutermischungen in den Sinn. Aber halt! Schon im 11. Jahrhundert gab es Frauen, die wussten, wie man sich pflegt – und eine von ihnen war Trotula von Salerno.

Trotula war nicht nur Ärztin, sondern eine echte Pionierin der Frauenheilkunde. In einer Zeit, in der Frauen oft nur als schmückendes Beiwerk galten, schrieb sie *De Ornatu Mulierum* (Über die Verschönerung der Frauen), eine Art mittelalterliches Beauty-Manual. Dort gibt sie Tipps für glänzendes Haar, reine Haut und sogar Enthaarungsmethoden – wobei wir an dieser Stelle dankbar sind, dass wir heute nicht mehr mit gebranntem Kalk oder Ameiseneiern hantieren müssen.

Doch vieles von dem, was Trotula von Salerno empfahl, hat auch heute noch seine Berechtigung. Ihre Liebe zu Kräutern, natürlichen Zutaten und effektiven Rezepturen passt perfekt in die moderne Naturkosmetik. Und weil wir die guten Ideen feiern und die fragwürdigen lieber in der Vergangenheit lassen, wird hier eine sanfte, moderne Version eines ihrer Haarpflegerezepte beschrieben.

Rosmarin ist ein wahres Wunderkraut für die Haare. Es regt die Durchblutung der Kopfhaut an, kann das Haarwachstum fördern und hilft gegen Haarausfall. Zudem wirkt es leicht antibakteriell, was besonders bei juckender oder empfindlicher Kopfhaut von Vorteil ist. Ein weiterer wichtiger Bestandteil dieser natürlichen Haarpflege ist Apfelessig – ein echter pH-Regulator. Er schließt die Haarstruktur, sorgt für Glanz und macht das Haar geschmeidig, während er gleichzeitig sanft Produktrückstände von Shampoos und Stylingprodukten entfernt. Ergänzend dazu bringt Honig wertvolle Feuchtigkeit ins Spiel. Er pflegt das Haar intensiv, beruhigt die Kopfhaut und besitzt ebenfalls eine antibakterielle Wirkung – ideal für trockene oder gereizte Haut. Wer zusätzlich für einen angenehmen Duft und eine Extraportion Pflege sorgen möchte, kann ätherische Öle hinzufügen. Während Lavendel beruhigend wirkt, regt Rosmarin an: So lässt sich die Haarpflege ganz nach den individuellen Bedürfnissen und der eigenen Stimmung anpassen.

Sie brauchen

- 500 ml Wasser
- 2 EL getrockneter Rosmarin (oder 4 Zweige frischer Rosmarin)
- 1 EL Apfelessig
- 1 TL Honig
- Optional: ein paar Tropfen ätherisches Lavendel- oder Rosmarinöl

So geht's

1. Das Wasser aufkochen und den Rosmarin hineingeben. 10–15 Minuten zugedeckt ziehen lassen.
2. Den Sud abseihen und abkühlen lassen.
3. Apfelessig und Honig einrühren, bis sich der Honig aufgelöst hat.

Anwendung und Haltbarkeit

Nach der Haarwäsche die Spülung über das feuchte Haar geben und sanft einmassieren. Nicht ausspülen – der Essiggeruch verfliegt nach dem Trocknen.

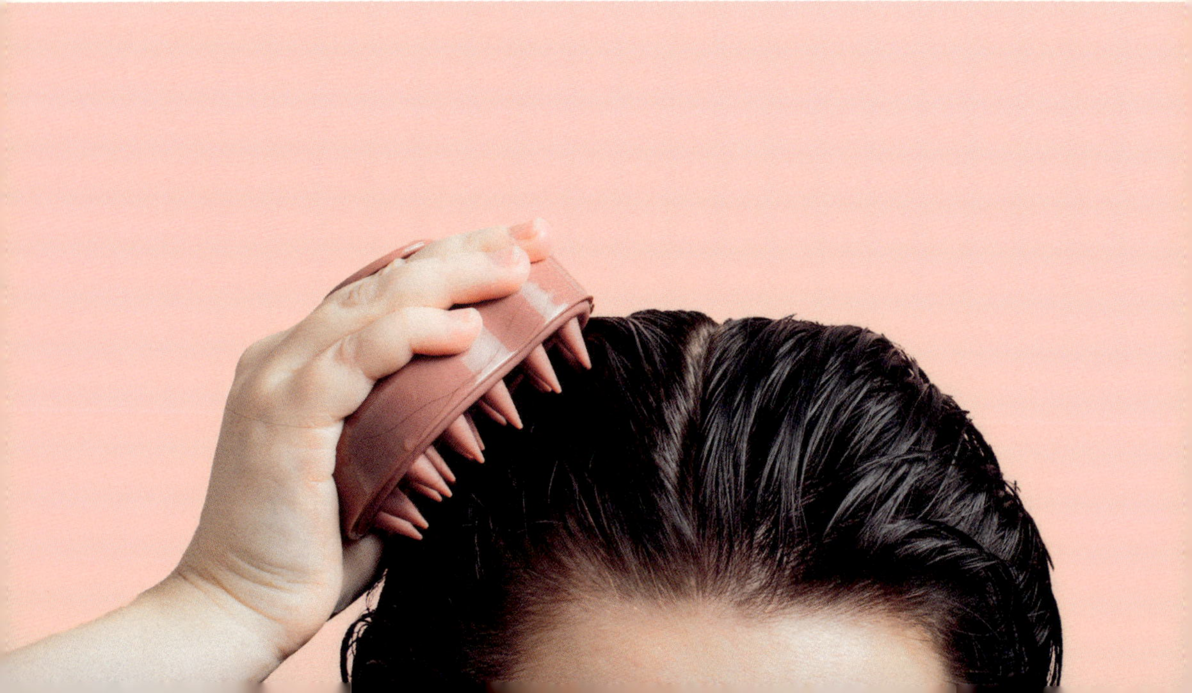

Mandel-Rosen-Gesichtsmilch für trockene oder reife Haut

Haarpflege nach Trotula von Salerno haben wir bereits ausprobiert; es ist Zeit, uns ihrem zweiten großen Beauty-Thema zu widmen: der Hautpflege. Denn während wir heute von Feuchtigkeitsboostern und Antioxidanzien sprechen, wusste man im Mittelalter auch schon, dass eine gut gepflegte Haut nicht nur eine Frage der Schönheit, sondern auch der Gesundheit ist.

Trotula von Salerno empfahl dafür alles, was sie in der Natur finden konnte: Kräuter, Blüten, Honig und Essige. Doch sie hatte auch ein paar eher fragwürdige Methoden im Repertoire: Wer ein strahlend weißes Gesicht wollte, konnte sich mit gemahlenem Blei einpudern, und gegen Falten half angeblich eine Paste aus Ameiseneiern und Essig. Äh … nein, danke.

Zum Glück lassen sich ihre besten Ideen ganz ohne toxische Überraschungen modern interpretieren! Hier kommt eine sanfte Gesichtspflege mit den besten Zutaten aus Trotulas Rezeptschatz, aber in einer Version, die Ihre Haut wirklich verwöhnt, statt sie mit fragwürdigen Experimenten auf die Probe zu stellen.

Diese sanfte Gesichtsmilch versorgt die Haut mit tiefenwirksamer Feuchtigkeit, beruhigt empfindliche und reife Haut und sorgt für ein glattes, strahlendes Hautbild. Rosenwasser spendet intensive Hydratation, wirkt kühlend und verleiht der Haut einen frischen Glow. Mandelöl nährt trockene Haut, macht sie geschmeidig und unterstützt ihre natürliche Regeneration. Hafermehl wirkt beruhigend und stärkt die Hautbarriere, während Honig als natürlicher Feuchtigkeitsspender entzündungshemmend wirkt und die Haut weich und geschmeidig macht. Für ein besonders luxuriöses Pflegeerlebnis kann zusätzlich ein Tropfen ätherisches Rosen- oder Sandelholzöl hinzugefügt werden, um die Haut sanft zu verwöhnen und ihr einen dezenten, natürlichen Duft zu verleihen.

Sie brauchen

- 100 ml Rosenwasser
- 1 EL Mandelöl
- 1 TL Hafermehl
- 1 TL Honig
- Optional: 1 Tropfen ätherisches Rosen- oder Sandelholzöl
- 1 Schüssel
- 1 Sieb
- 1 Flasche

So geht's

1. Hafermehl in eine Schüssel geben und mit Rosenwasser übergießen. 10 Minuten ziehen lassen, dann abseihen.
2. Mandelöl und Honig hinzufügen und gut vermischen.
3. In eine saubere Flasche füllen.

Anwendung und Haltbarkeit

Vor jeder Anwendung gut schütteln. Morgens und abends mit einem Wattepad sanft auf die Haut auftragen oder als sanfte Reinigungsmilch verwenden. Im Kühlschrank hält sich die Gesichtsmilch ungefähr fünf Tage.

Tipp

Diese Mischung kann auch als sanfte Gesichtsmaske verwendet werden! Einfach auftragen, 10 Minuten einwirken lassen und mit lauwarmem Wasser abspülen.

Veilchensalbe nach Hildegard von Bingen

Im 12. Jahrhundert wurden Hautprobleme meist als rein äußerliche Angelegenheit betrachtet. Man suchte die Ursache in der Witterung, in »verdorbenen Säften« oder – ganz modern gedacht – in der Sünde.

Doch Hildegard von Bingen dachte weiter. Sie war nicht nur Seherin, Äbtissin und Pflanzenkennerin, sondern auch eine echte Pionierin der Ganzheitlichkeit. Für sie war die Haut ein Spiegel des inneren Gleichgewichts – eine feine Membran, über die Körper, Seele und Geist miteinander kommunizieren. Und wenn eine Wunde nicht heilen wollte, wenn Rötungen, Juckreiz oder Entzündungen sich hartnäckig hielten, sah sie darin mehr als nur ein lokales Geschehen. Sie erkannte früh: Heilung beginnt im Innersten – und sie braucht Impulse, die nicht nur »von außen drauf«, sondern von innen heraus wirken.

Die Veilchensalbe ist eines ihrer bekanntesten Rezepte – und das aus gutem Grund. Sie vereint kühlende, beruhigende, entzündungshemmende und nervenstärkende Pflanzenkräfte in einer einzigen, zarten Komposition. Und genau deshalb wirkt sie so breit:

- bei Hautrötungen, Juckreiz, Ekzemen,
- bei alten Narben und schlecht heilenden Stellen,
- bei Sonnenbrand und leichten Verbrennungen,
- bei empfindlicher Kinderhaut und
- bei nervöser Unruhe, Schlafproblemen oder seelischer Erschöpfung (auf Brust oder Solarplexus aufgetragen).

Ob als Gesichtsbalsam, Wundsalbe, Narbenpflege oder Seelentröster: Diese kleine Salbe ist ein echter Allrounder – so schlicht sie aussieht, so vielschichtig ist ihre

Wirkung. Und gerade in einer Zeit wie heute, in der Reize, Pflichten und Belastungen oft zu viel werden, erinnert sie uns daran, dass Heilung sanft, tief und ganzheitlich sein darf. Das Originalrezept der Veilchensalbe nach Hildegard von Bingen enthielt Ziegenfett – eine damals gebräuchliche, wärmende Salbengrundlage, die gut konservierte und tief nährte. Doch: Was im Mittelalter Alltag war, ist heute … sagen wir mal, nicht jedermanns Sache. Und da auch meine Kundinnen und Kunden selten mit Ziegenköpfen hantieren (und ich ehrlich gesagt auch nicht), habe ich das Rezept in die heutige Zeit übersetzt – mit natürlichen, pflanzlichen Fetten und Ölen, die genauso wirksam sind, aber deutlich angenehmer in der Anwendung.

Jojobaöl ist stabil, zieht gut ein und bewahrt die Haut vor dem Austrocknen. Hanföl ist ein echter Entzündungslöser und bringt besonders bei gereizter, sensibler Haut schnelle Linderung. Sheabutter wirkt schützend, rückfettend und beruhigt die Hautbarriere – fast wie eine kleine Umarmung für gestresste Hautzellen. Und das Bienenwachs sorgt für eine zarte, atmungsaktive Schutzschicht – ganz ohne Silikone oder Mineralöle.

So bleibt der Geist des Originals erhalten, aber in einer Textur, die sich auch auf moderner Haut richtig gut anfühlt.

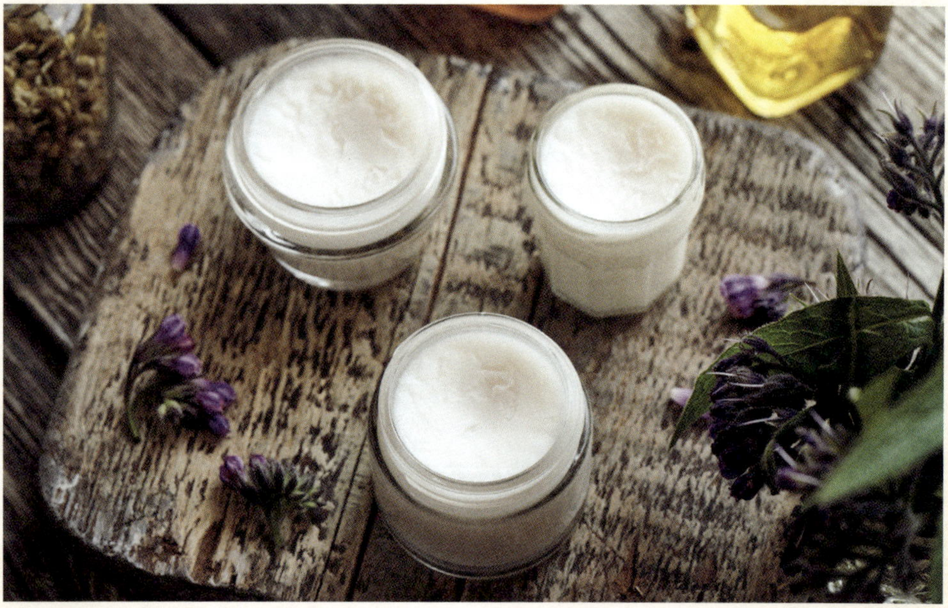

Sie brauchen

- 10 g frische oder getrocknete Veilchenblüten
- 30 ml Jojobaöl (oder Mandelöl – hautverträglich und oxidationsstabil)
- 10 ml Hanföl
- 5 g Sheabutter
- 5 g Bienenwachs (oder vegan: Beerenwachs)
- 1 feuerfestes Glas
- Wasserbad
- 1 engmaschiges Sieb oder ein Mulltuch
- 1 Salbentiegel
- Optional: 2–3 Tropfen echtes Veilchen-Absolue (wenn verfügbar, für Duft und Wirkung)

So geht's

1. Ölauszug herstellen: die Veilchenblüten mit dem Jojoba- und Hanföl in ein Glas geben. Im Wasserbad bei maximal 40 °C etwa 1–2 Stunden ziehen lassen oder 10 Tage bei Raumtemperatur stehen lassen.
2. Seihen Sie das Öl durch ein feines Sieb oder Mulltuch in das feuerfeste Glas ab.
3. Geben Sie Sheabutter und Bienenwachs dazu und erhitzen Sie alles im Wasserbad sanft, bis die Mischung geschmolzen ist.
4. Lassen Sie die Flüssigkeit kurz abkühlen und geben Sie dann gegebenenfalls das ätherische Öl dazu.
5. Füllen Sie die Salbe in den Tiegel, lassen Sie sie vollständig abkühlen und verschließen Sie sie.

Anwendung und Haltbarkeit

Kühl und lichtgeschützt gelagert hält sie sich ungefähr ein Jahr.

Ringelblumensalbe für trockene und juckende Haut

Im 16. Jahrhundert, als man noch an Drachen glaubte, das Baden eher als neumodischer Schnickschnack galt und Heilpflanzen in geheimnisvollen Klostergärten gesammelt wurden, wirkte ein Mann, der seiner Zeit weit voraus war: Theophrastus Bombastus von Hohenheim, besser bekannt als Paracelsus. Arzt, Alchemist, Kräuterrebell – und der festen Überzeugung, dass in der Natur für jedes Leiden ein Kraut wächst. (Und nein, er meinte damit nicht nur ein bisschen Kamillentee.)

Für Paracelsus war die Haut nicht bloß äußere Hülle oder hübsches Beiwerk, sondern ein Spiegelbild der inneren Ordnung – oder Unordnung. Wenn sie juckte, nässte, riss oder rebellierte, dann wollte der Körper etwas sagen. Und genau hier setzte er an: mit Pflanzen, die aus seiner Sicht »Licht« und »Heilung« in sich tragen. Eine seiner liebsten Helferinnen war die Ringelblume – von ihm poetisch als das »Gold des Gartens« bezeichnet.

Und Gold ist diese Blume wahrlich: Sie beruhigt, heilt, schützt und lässt selbst strapazierte Haut wieder strahlen. Kein Wunder also, dass die Ringelblumensalbe bis heute ein Klassiker ist – ein kleines Wundermittel, das in keiner natürlichen Hausapotheke fehlen sollte.

Die Ringelblume wirkt entzündungshemmend, fördert die Wundheilung und beruhigt gereizte oder trockene Haut. Kombiniert wird sie am besten mit einem hochwertigen Öl – zum Beispiel Mandelöl oder Jojobaöl. Beide sind besonders hautverträglich und reich an pflegenden Inhaltsstoffen: Mandelöl ist ein sanftes, nährendes Basisöl, das auch empfindliche Haut wunderbar beruhigt, während Jojobaöl die Haut nicht nur schützt, sondern durch seine Ähnlichkeit zum hauteigenen Talg besonders gut einzieht, ohne einen fettigen Film zu hinterlassen. Bienenwachs rundet die Rezeptur ab, bewahrt die Feuchtigkeit in der Haut und sorgt für die schützende

Konsistenz der Salbe. Ein paar Tropfen ätherisches Lavendel- oder Kamillenöl verleihen ihr zusätzlich eine sanfte Duftnote und wirken leicht antibakteriell.

Sie brauchen

- 2 Handvoll frische oder getrocknete Ringelblumenblüten
- 150 ml Mandelöl oder Jojobaöl
- 15 g Bienenwachs (am besten in Pastillenform)
- Optional: 5 Tropfen ätherisches Lavendelöl oder Kamillenöl
- 2 hitzebeständige Glasgefäße
- Wasserbad
- 1 feines Sieb oder Mulltuch
- 1 Salbentiegel

So geht's

1. Geben Sie die Blüten in ein hitzebeständiges Glasgefäß.
2. Übergießen Sie die Blüten mit dem Öl und erwärmen dies im Wasserbad etwa 30–60 Minuten langsam – nicht kochen! Dabei immer wieder umrühren.
3. Anschließend das Öl durch ein feines Sieb oder Tuch in das zweite Glasgefäß abseihen.
4. Jetzt das Öl erneut im Wasserbad erwärmen, das Bienenwachs dazugeben und unter Rühren vollständig schmelzen lassen.
5. Wenn gewünscht, das ätherische Öl hinzufügen. Dann wird die flüssige Salbe in saubere Tiegel gefüllt. Abkühlen lassen, beschriften – fertig.

Anwendung und Haltbarkeit

Cremen Sie die betroffene Hautpartie dünn mit der Salbe ein. Nicht auf offene Hautstellen auftragen. Kühl und dunkel aufbewahrt ist die Salbe etwa ein Jahr haltbar.

Gesichtswasser bei unreiner Haut

Im Mittelalter, als Pickel noch »Fäule des Blutes« genannt wurden und Schönheitsideale eher nach Madonnengemälden als nach Instagram-Filtern aussahen, wussten die Kräuterfrauen und Mönche schon ganz genau, wie man der Haut Gutes tut. Natürlich hatte man damals noch keine Ahnung von Talgdrüsen, pH-Werten oder hormonellen Schwankungen – aber man hatte Salbei, Kamille und einen sehr guten Blick dafür, was hilft.

In den Kräuterbüchern der alten Klöster – und auch bei Paracelsus, dem Alchemisten mit dem Bombast-Namen – findet sich eine ganze Apotheke an pflanzlichen Helfern gegen unreine Haut. Denn schon damals erkannte man: Die Haut zeigt, wie es innen aussieht. Und manchmal braucht sie einfach ein bisschen klärende Hilfe von außen.

Dieses Gesichtswasser ist eine moderne Interpretation der alten Rezepte – mit bewährten Heilpflanzen wie Salbei, Kamille und Thymian, kombiniert mit Hamameliswasser aus der Apotheke. Es wirkt beruhigend, antibakteriell und porenverfeinernd – ohne Chemie, aber mit viel Kräuterwissen. Und wenn dieses Gesichtswasser schon den pubertierenden Novizen in der Klosterküche geholfen hat, dann schafft es auch unsere moderne Problemhaut mit links.

Die Kombination aus Salbei, Kamille und Thymian ist ein echter Klassiker in der traditionellen Heilkunde – und das völlig zu Recht: Salbei wirkt entzündungshemmend, antibakteriell und reguliert die Talgproduktion – also genau das, was unreine Haut braucht, um wieder ins Gleichgewicht zu kommen. Kamille beruhigt gestresste Haut, lindert Rötungen und kleine Entzündungen und bringt die Haut quasi »runter vom Drama«. Thymian wiederum hat starke antimikrobielle Kräfte und hilft dabei, bakterielle Entzündungen – also klassische Pickelalarm-Zonen – zu besänftigen.

Ein Hydrolat ist das Pflanzenwasser, das bei der Destillation ätherischer Öle entsteht – quasi das sanfte, wasserlösliche Geschwisterchen des konzentrierten Öls. Es enthält feine pflanzliche Wirkstoffe in milder Form und ist dadurch besonders gut verträglich, und zwar auch für empfindliche oder gereizte Haut. Wir verwenden in diesem Rezept Hamamelis-Hydrolat, weil es entzündungshemmend, adstringierend und wunderbar hautberuhigend wirkt – und das ganz ohne Alkohol oder aggressive Zusätze. Für Problemhaut genau das Richtige: wirksam, aber sanft. Wer zusätzlich etwas Apfelessig ergänzt, bringt die Hautflora wieder auf Kurs und sorgt für ein leicht saures Milieu, in dem Unreinheiten sich einfach unwohl fühlen. Und Lavendel- oder Teebaumöl? Die setzen dem Ganzen die Krone auf – mit zusätzlicher antibakterieller und beruhigender Wirkung und einem Hauch »Spa-Feeling« aus dem Klostergarten.

Sie brauchen

- 1 TL getrocknete Salbeiblätter
- 1 TL getrocknete Kamillenblüten
- 1 TL Thymian (gerebelt oder frisch)
- 100 ml Hamameliswasser (auch Hamamelis-Hydrolat, genannt, erhältlich in der Apotheke oder im Internet)
- Optional: 1 TL Apfelessig (in Bioqualität, naturtrüb)
- Optional: 2 Tropfen ätherisches Teebaum- oder Lavendelöl
- 1 Teetasse
- 1 Teesieb
- 1 dunkle Flasche

So geht's

1. Die Kräuter in die Teetasse geben, mit 100 Milliliter kochendem Wasser übergießen und zugedeckt 15 Minuten ziehen lassen.
2. Durch das Sieb abseihen und abkühlen lassen.
3. Zusammen mit dem Hamameliswasser in die Flasche geben und gut schütteln. Optional Apfelessig und ätherisches Öl hinzugeben (nochmals schütteln).

Anwendung und Haltbarkeit

Morgens und abends nach der Reinigung mit einem Wattepad auf Gesicht, Hals und Dekolleté auftragen – besonders auf entzündete oder glänzende Hautpartien. Nicht abwaschen. Bei sehr empfindlicher Haut zuerst auf Verträglichkeit testen. Kühl gelagert hält das Gesichtswasser etwa sieben bis zehn Tage.

Gesunde-Haut-Tee nach Hildegard für reine Haut von innen

Im 12. Jahrhundert, als Frauen noch selten lesen durften, aber dafür umso besser mit Pflanzen sprechen konnten, lebte eine der beeindruckendsten Frauen des Mittelalters: Hildegard von Bingen. Benediktinerin, Universalgelehrte, Visionärin – und eine der ersten, die den Zusammenhang zwischen Ernährung, Verdauung und Haut erkannt hat. Schönheit kam für sie nicht aus der Schminkdose, sondern aus einem gesunden Inneren.

Wenn die Haut juckte, blühte oder »unlustig« war, wie sie es nannte, schaute Hildegard nicht auf Cremetiegel, sondern auf den Kräutergarten. Und dort wuchs ein unscheinbares Pflänzchen, das sie besonders liebte: Quendel, der wilde Bruder des Thymians. Für sie war er nicht nur gut gegen Husten, sondern auch ein Mittel zur Reinigung von innen – und damit automatisch ein echter Freund der Haut.

Wenn im Körper ein Ungleichgewicht herrscht – etwa durch schlechte Verdauung, falsche Ernährung oder zu viele »unreine Säfte« – dann bleibt das nicht im Verborgenen. Der Körper zeigt es. Und zwar oft da, wo es am meisten auffällt: im Gesicht. Für Hildegard von Bingen war klar, dass die Haut nicht einfach nur eine Hülle ist, sondern ein Ausdruck innerer Ordnung – oder eben Unordnung. Reine Haut beginnt für Hildegard also im Bauch – nicht im Badezimmerschrank.

Der hier beschriebene Tee hilft bei Unreinheiten sowie hormonellen Schwankungen und stärkt das Verdauungsfeuer. Quendel wirkt antibakteriell, schleimlösend und verdauungsanregend – also ideal, wenn die Haut »von innen« gereinigt werden soll. Fenchel beruhigt den Darm, entbläht und lindert Hautprobleme, die durch einen trägen Stoffwechsel entstehen. Gänseblümchen gelten als »Hautpflanze von innen« – sie fördern die Lymphe, wirken mild entgiftend und stärkend. Galgant wärmt und aktiviert – ein typisches Hildegard-Gewürz, wenn die »Verdauungskraft schläft«. Zusammen ergibt diese Mischung einen sanft reinigenden, stoffwechselanregenden Kräutertee, der nicht nur die Haut von innen unterstützt, sondern auch die Verdauung stärkt.

Sie brauchen

- 1 TL Quendel (wilder Thymian)
- 1 TL Fenchelsamen
- 1 TL Gänseblümchenblüten (frisch oder getrocknet)
- Optional: 1 kleines Stück getrockneter Galgant (bei unreiner Haut mit Verdauungsbeschwerden)
- 1 Teetasse
- 1 Teesieb

So geht's

1. Die Kräuter mit etwa 250 Milliliter heißem Wasser übergießen und zugedeckt 10 Minuten ziehen lassen.
2. Abseihen und genießen.

Anwendung und Haltbarkeit

Trinken Sie am besten kurmäßig zwei bis drei Tassen täglich über vier bis sechs Wochen. Danach sollten Sie eine Pause von mindestens zwei Wochen machen.

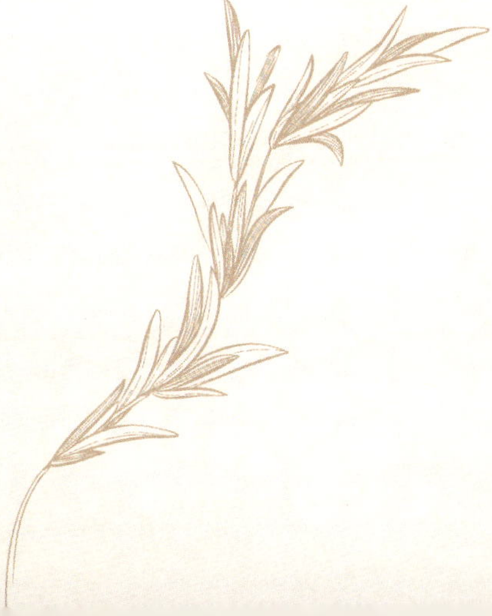

Psyche und mentales Wohlbefinden

Schlaftee

Schon in der Antike wussten die Menschen: Der Schlaf ist ein heiliger Zustand. Für die alten Griechen war er eine kleine Schwester des Todes – aber im positiven Sinne: eine Erneuerung, eine Wiedergeburt des Geistes. Hippokrates empfahl Ruhe und Kräuter für das Gleichgewicht der Säfte, Dioskurides nannte beruhigende Pflanzen wie Mohn, Melisse und Lavendel. Im Mittelalter setzten Klosterfrauen und Heilkundige Teeaufgüsse mit Hopfen oder Baldrian ein, um das Gemüt zu besänftigen – oft nach einer hitzigen Beichte oder einer durchwachten Nacht im Skriptorium.

Im Zentrum dieser uralten Kräuterkunde stehen Pflanzen, die wir bis heute lieben: Melisse, die »Herzensfreude«; Hopfen, der ursprünglich nicht nur fürs Bierbrauen, sondern auch zur Frauenberuhigung eingesetzt wurde (kein Witz!); Lavendel, der selbst in römischen Badehäusern zum Einsatz kam; und Baldrian, der in alten Kräuterbüchern als »Heilmittel für nervöse Gemüter und schlaflose Nächte« gepriesen wurde.

Ein Tee wie dieser wirkt also nicht nur physiologisch (auf Prozesse im Körper) – er ist auch ein Ritual, ein Akt der Selbstfürsorge mit jahrtausendealter Tradition. Vielleicht ist das der wahre Zauber: dass man spürt, wie man sich einklinkt in ein uraltes Wissen, während man schlürfend zur Ruhe kommt.

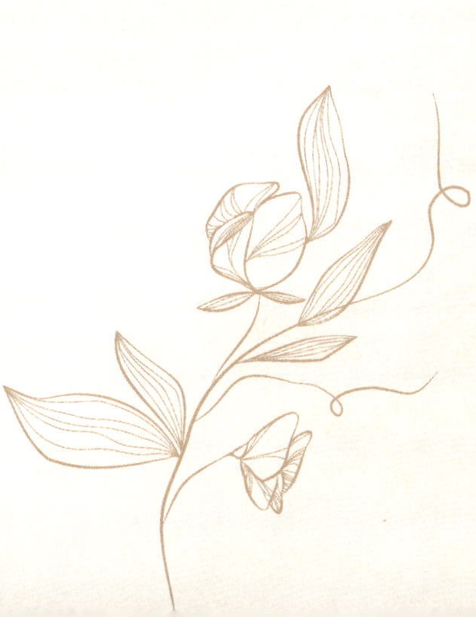

Sie brauchen

- 1 TL getrocknete Melisse
- 1 TL Hopfenzapfen
- ½ TL Baldrianwurzel (am besten klein geschnitten, nicht gemahlen. Gibt´s in der Apotheke)
- ½ TL Lavendelblüten
- 1 Teetasse
- 1 Teesieb

So geht's

1. Geben Sie die Mischung in eine Teetasse und geben Sie 200 Milliliter kochendes Wasser hinzu.
2. Lassen Sie den Tee abgedeckt 10 Minuten ziehen.
3. Seihen Sie ihn ab und genießen Sie ihn.

Anwendung und Haltbarkeit

Trinken Sie ein bis zwei Tassen des Tees 30 bis 60 Minuten vor dem Schlafengehen: Das wirkt wie ein sanftes »Runterfahrprogramm« fürs Nervensystem.

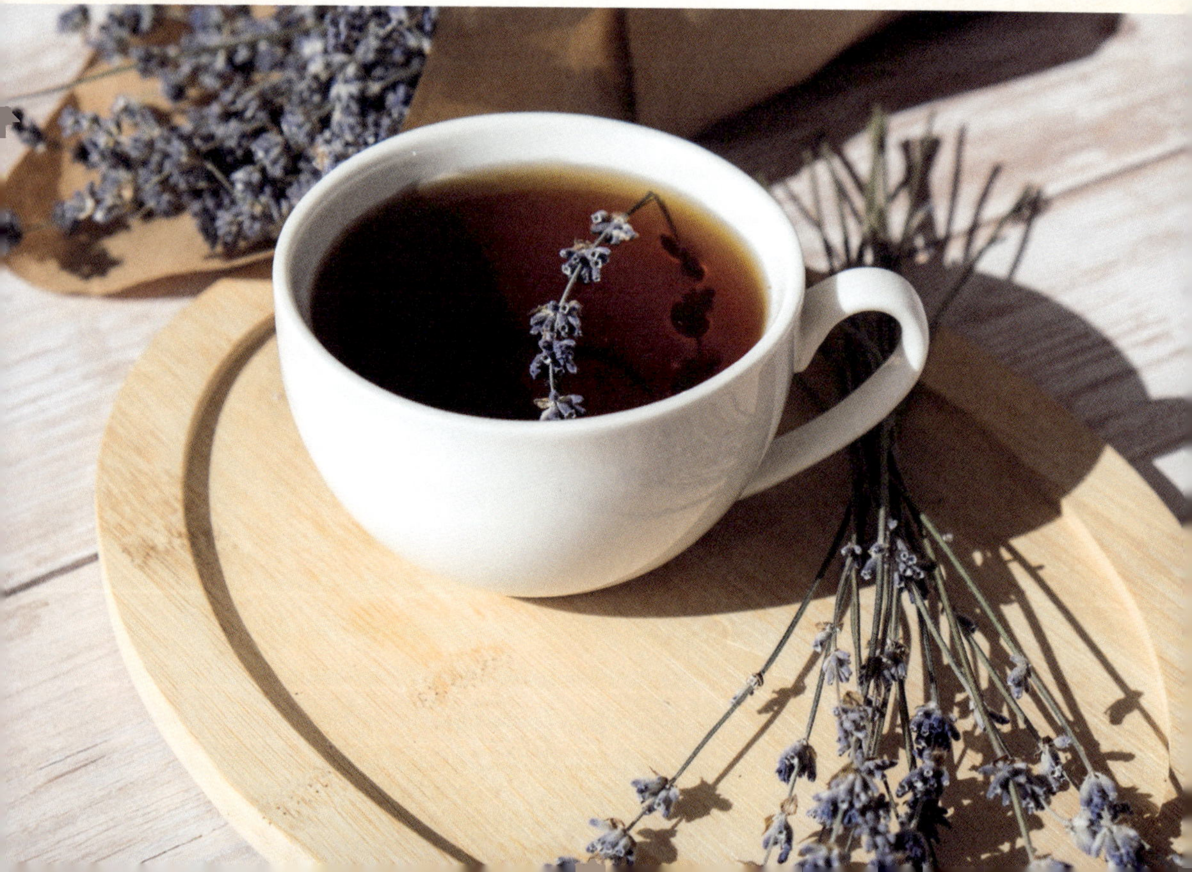

Duftölmischung »Relax«

Schon vor Tausenden von Jahren wussten die Menschen um die Kraft der Düfte. In den Tempeln Altägyptens wurden Pflanzenextrakte geräuchert und zu duftenden Salben verarbeitet – nicht nur zur Schönheitspflege, sondern auch zur seelischen Reinigung und inneren Sammlung. In der ayurvedischen Heilkunst Indiens galten wohlriechende Öle als Brücke zwischen Körper, Geist und Seele. Auch in der traditionellen chinesischen Medizin wurden aromatische Pflanzen genutzt, um das Qi zu harmonisieren – den Fluss der Lebensenergie.

Die Destillation ätherischer Öle, wie wir sie heute kennen, wurde erstmals im Persien des Mittelalters beschrieben. Der Arzt Avicenna destillierte Rosenöl und nutzte es zur Behandlung von Herz und Gemüt. Später im Europa der Renaissance empfahl man Düfte wie Orangenblüte, Vetiver oder Zimt in der »Melancholietherapie« – lange bevor es den Begriff Stress überhaupt gab.

Heute wissen wir, dass Düfte eine besondere Abkürzung in unserem Körper nehmen: Sie wirken direkt auf das limbische System – den Teil unseres Gehirns, der Gefühle verarbeitet, Erinnerungen speichert und unser vegetatives Nervensystem steuert. Deshalb kann ein einziger Atemzug mit einem bestimmten Duft uns sofort beruhigen, trösten oder zentrieren – ohne Worte, ohne Umwege.

Diese Abendmischung ist inspiriert von diesem alten Wissen: Sie vereint Pflanzen, die beruhigen, zentrieren und das Herz sanft weiten.

Ylang-Ylang, die tropische Blüte, schenkt inneren Frieden und eine leise Freude. Sie wirkt ausgleichend auf das Herz-Kreislauf-System und kann bei nervöser Unruhe helfen.

Vetiver ist die Wurzel, die uns mit der Erde verbindet. Sie bringt Tiefe, Stabilität und das Gefühl: »Ich bin sicher, ich darf loslassen.« Mandarine rot wirkt wie ein Sonnenuntergang – warm, weich und tröstend. Sie hilft besonders, wenn Sorgen schwer wiegen oder der Tag zu voll war. Neroli, das Öl der Orangenblüte, wurde einst verwendet, um Angst zu mildern und emotionale Erschöpfung zu lindern. Es wirkt lichtvoll, fast wie ein kleines inneres Gebet.

Rosenholz rundet die Mischung mit seinem weichen, holzigen Duft ab – stärkend, aber nicht aufdringlich. Es harmonisiert und begleitet sanft in die Entspannung.

Diese Mischung eignet sich besonders für Menschen mit einem feinen Nervenkostüm, für alle, die abends noch »zu wach im Kopf« sind, bei emotionaler Überforderung, innerer Unruhe oder einfach als liebevolles Ritual zum »Runterkommen«.

Sie brauchen

- 10 ml Basisöl: Jojoba- oder Mandelöl
- 2 Tropfen Ylang-Ylang
- 2 Tropfen Vetiver
- 2 Tropfen Mandarine rot
- 1–2 Tropfen Neroli
- 1 Tropfen Rosenholz
- 1 Roll-on-Gefäß mit 10 oder 15 ml Fassungsvermögen

So geht's

1. Füllen Sie alle Öle mit einem Trichter in das Roll-on-Gefäß.
2. Verschließen Sie es und schütteln Sie den Roll-on kräftig durch: fertig!

Anwendung und Haltbarkeit

Auf die Handgelenke, hinter die Ohren oder auf die Brust auftragen. Das Öl hält sich bis zu einem Jahr.

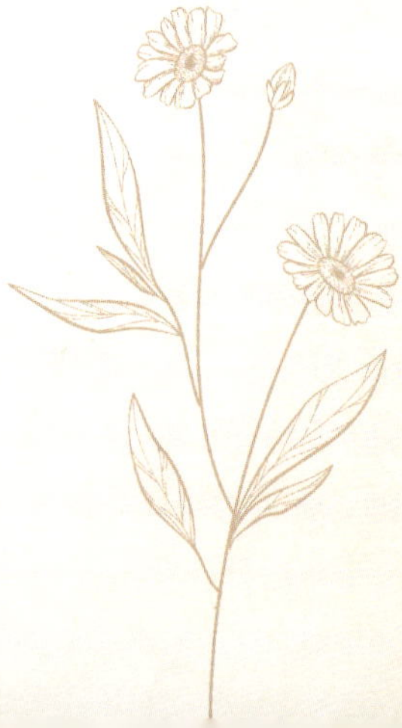

Kräuterkissen zur Entspannung

Schon unsere Urgroßmütter wussten: Ein Kräuterkissen unter dem Kopfkissen ist oft mehr wert als ein Glas Rotwein (auch wenn man beides kombinieren kann – streng medizinisch betrachtet natürlich). Die Tradition reicht weit zurück: In alten Bauernhäusern wurden Hopfen, Melisse, Lavendel und Baldrian im Herbst gesammelt, getrocknet und in kleine Leinenbeutel gefüllt. Diese landeten dann im Bett – nicht als Dekoration, sondern als kleine Apotheke für die Nacht.

Hopfen galt schon in der Antike als beruhigend, wurde aber erst im Mittelalter richtig berühmt, als man entdeckte, dass er auch Bier haltbar macht – und dass Menschen nach einem Glas Bier meist ruhiger schlafen als nach einem Glas Wein. Lavendel wurde in Klöstern an sonnigen Hängen angebaut, nicht nur wegen seines lieblichen Dufts, sondern wegen seiner Fähigkeit, Angst und »schwarzgallige Melancholie« zu vertreiben. Und heute wissen wir sogar: Der Duft von Lavendel kann nachweislich den Cortisolspiegel senken – also genau jenes Stresshormons, das uns nachts wachhält.

Baldrian – ach, der Baldrian. Seit über 2000 Jahren rettet er überreizte Gemüter vor der inneren Explosion. Und Melisse, die »Herzensfreude«, war immer schon dabei, wenn die Gedanken zu viel wurden.

Ein solches Kräuterkissen ist wie ein stiller Begleiter: Es duftet nicht aufdringlich, aber stetig. Es ist ein bisschen wie eine gute Oma – unauffällig, aber unglaublich wirksam.

Sie brauchen

- Je 2 EL getrocknete Lavendelblüten, Hopfenzapfen und Melisse
- 1 EL zerkleinerte Baldrianwurzel (nicht zu viel – der Geruch ist intensiv!)
- Kleines Baumwoll- oder Leinenkissen (circa 10×10 cm). Wenn Sie nicht nähen: Ein Teesäckchen oder ein ausrangierter Baumwollsocken tut's auch.

So geht's

1. Die Kräuter gut mischen – am besten mit den Händen, oder die Mischung mit einem Mörser ganz leicht andrücken, damit die ätherischen Öle sich besser entfalten.
2. Das Kräutergemisch in ein kleines Kissen oder Stoffsäckchen füllen.
3. Mit ein paar Stichen verschließen – oder einfach mit einem hübschen Band zubinden.

Anwendung und Haltbarkeit

Vor dem Zubettgehen das Kissen leicht drücken oder knautschen und unter oder neben das Kopfkissen legen – so steigen die ätherischen Öle wieder auf. Mit der Zeit verflüchtigen sich die ätherischen Öle und die Kräuter müssen dann ausgetauscht werden.

Funfact

Baldrian kann Katzen abschrecken – dafür lieben Hunde es umso mehr. Also Vorsicht bei Vierbeinern im Bett!

Natürlich zurück in die Balance

In einer Welt, in der alles schnell gehen muss – die Gedanken, die Termine, das Leben – ist es kein Wunder, dass Körper und Seele irgendwann müde werden. Die alten Heiltraditionen kannten dieses Phänomen, auch wenn sie es nicht Burnout nannten. In der ayurvedischen Medizin etwa spricht man von einem erschöpften Ojas, jener subtilen Lebensessenz, die uns Kraft, Gelassenheit und Widerstandsfähigkeit verleiht. Wenn das Ojas sinkt, wird der Mensch anfällig für Reizbarkeit, Erschöpfung, Infekte – und verliert seine innere Mitte.

Schon vor Tausenden von Jahren wurden in Indien, Tibet und später auch in Russland bestimmte Pflanzen eingesetzt, die heute als Adaptogene bekannt sind: Sie helfen dem Körper, besser mit Stress umzugehen, stärken die Nebennieren, stabilisieren den Hormonhaushalt und wirken dabei weder aufputschend noch sedierend, sondern ausgleichend.

Man könnte sagen: Sie sind die Pflanzen der Resilienz – sie bringen uns zurück in die Balance, wenn das Leben zu viel wird.

Rosenwurz ist eines der am besten untersuchten Adaptogene: Sie stärkt die Nebennieren, fördert die Resilienz und kann sowohl die körperliche als auch die geistige Leistungsfähigkeit verbessern. Anders als koffeinhaltige Mittel macht sie wach, ohne aufzuregen. Taigawurzel wirkt ähnlich, aber milder. Zusammen mit Melisse und Passionsblume ergibt sich eine Mischung, die Kraft gibt, ohne zu überdrehen – perfekt für sensible, erschöpfte, überforderte oder viel leistende Menschen. Dies ist ein pflanzliches Tonikum, das stärkt, ohne aufzuregen.

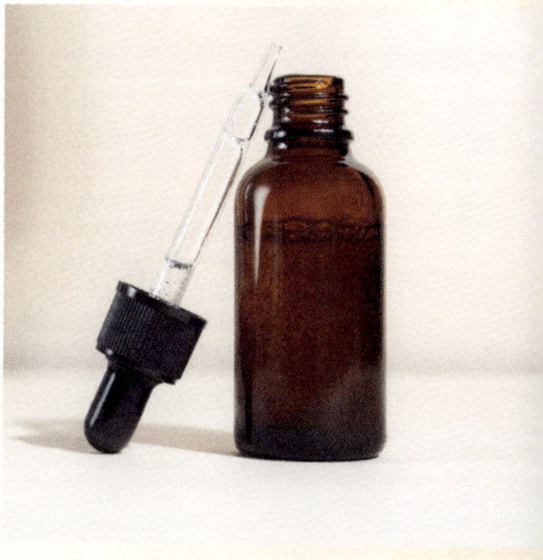

Ein solches Rezept ist kein Wundermittel, aber ein treuer Begleiter. Für Zeiten, in denen viel zu viel auf uns einströmt.

Sie brauchen

- 15 g getrocknete Rosenwurz-Wurzel
- 10 g Taigawurzel (Sibirischer Ginseng)
- 10 g Zitronenmelisse
- 5 g Passionsblume
- 200 ml Wodka oder Korn (mind. 40 %; wer den Alkohol vermeiden möchte, kann auf fertige Rosenwurz- oder Ginseng-Dragees aus der Apotheke zurückgreifen)
- 1 feines Sieb
- 1 Schraubglas
- 1 Pipettenflasche

So geht's

1. Die getrockneten Kräuter gut mischen und in ein sauberes Schraubglas geben.
2. Mit dem Alkohol übergießen, bis alles gut bedeckt ist.
3. Das Glas verschließen, dunkel und kühl 3–4 Wochen ziehen lassen und täglich leicht schütteln.
4. Danach durch ein feines Sieb oder Tuch filtern und in eine dunkle Tropfflasche füllen.

Anwendung und Haltbarkeit

Nehmen Sie vorbeugend: ein- bis zweimal täglich 10 bis 15 Tropfen in etwas Wasser ein. Bei akuter Belastung können sie bis zu dreimal täglich 15 Tropfen einnehmen.

Die beste Zeit ist morgens und mittags – nicht direkt vor dem Schlafengehen, da Rosenwurz leicht anregend wirkt.

Vorsicht

Diese Mischung ist nicht für Schwangere geeignet. Bei Herz-Kreislauf-Erkrankungen oder Blutdruckproblemen bitte vorher Rücksprache mit Ihrer Ärztin oder Ihrem Arzt halten.

Gehirn und Gedächtnis

Gedächtnisöl nach Hildegard von Bingen

Wir befinden uns im 12. Jahrhundert, in den stillen Gemäuern ihres selbst gegründeten Klosters am Rhein: Hildegard von Bingen geht auf und ab. Ihre Gedanken kreisen, Bilder und Eingebungen rauschen durch ihren Kopf – doch sie selbst setzt keinen Federkiel aufs Pergament. Hildegard diktierte. Mit fester Stimme und klarer Vision sprach sie ihre Erkenntnisse – über Gott, den Menschen und die Heilkraft der Natur. Und wenn der Geist bei so viel himmlischer Inspiration doch einmal ermüdete, wusste sie, wie sich neue Klarheit schaffen ließ: mit Mitteln aus der grünen Hausapotheke des Klosters.

Eines ihrer liebsten Pflanzenmittel zur geistigen Erfrischung war ein Öl aus Brennnessel. Kein Kaffee, kein Zuckerrausch, sondern die Kraft einer Pflanze, die bis heute oft unterschätzt wird – obwohl sie vor wertvollen Inhaltsstoffen nur so strotzt.

Die Brennnessel, *Urtica dioica*, galt in der Klostermedizin als wärmend, stärkend und klärend – besonders auf den Geist. Heute wissen wir: Sie enthält Acetylcholin, einen wichtigen Botenstoff im Nervensystem, der unsere Konzentrationsfähigkeit unterstützt. Ihre reichhaltige Kombination aus Eisen, Kalium, Vitamin C, Magnesium und Kieselsäure stärkt nicht nur den Körper, sondern auch die Nerven. Dazu kommen antioxidative Flavonoide und entzündungshemmende Pflanzenstoffe, die in aktuellen Studien sogar eine schützende Wirkung auf das Gehirn zeigen konnten.

Kurz gesagt: Die Brennnessel bringt Schwung in müde Köpfe – damals wie heute. Und auch wenn Hildegard von Bingen ihre Texte nicht selbst schrieb, so wusste sie doch ganz genau, was sie sagen wollte. Vielleicht hatte sie einfach das richtige Öl in der Nähe.

Sie brauchen

- 50 g frische Brennnesseln (Blätter und Stängel) oder 15 ml Brennnesselfrischsaft (gibt es zum Beispiel im Reformhaus fertig zu kaufen)
- 30 ml Olivenöl
- Entsafter
- 1 dunkle Flasche mit 50 ml Fassungsvermögen

So geht's

1. Zerkleinern Sie die frischen Brennnesseln grob und geben Sie sie in den Entsafter: Es sollten etwa 15 Milliliter Saft entstehen.
2. Verrühren Sie diesen Saft mit dem Olivenöl und geben Sie alles, eventuell mit einem Trichter, in die Flasche.

Anwendung und Haltbarkeit

Verreiben Sie abends vor dem Schlafengehen einige Tropfen des Öls zwischen den Fingerspitzen und reiben Sie damit anschließend das Brustbein und die Schläfen ein. Das Öl hält sich etwa ein Jahr.

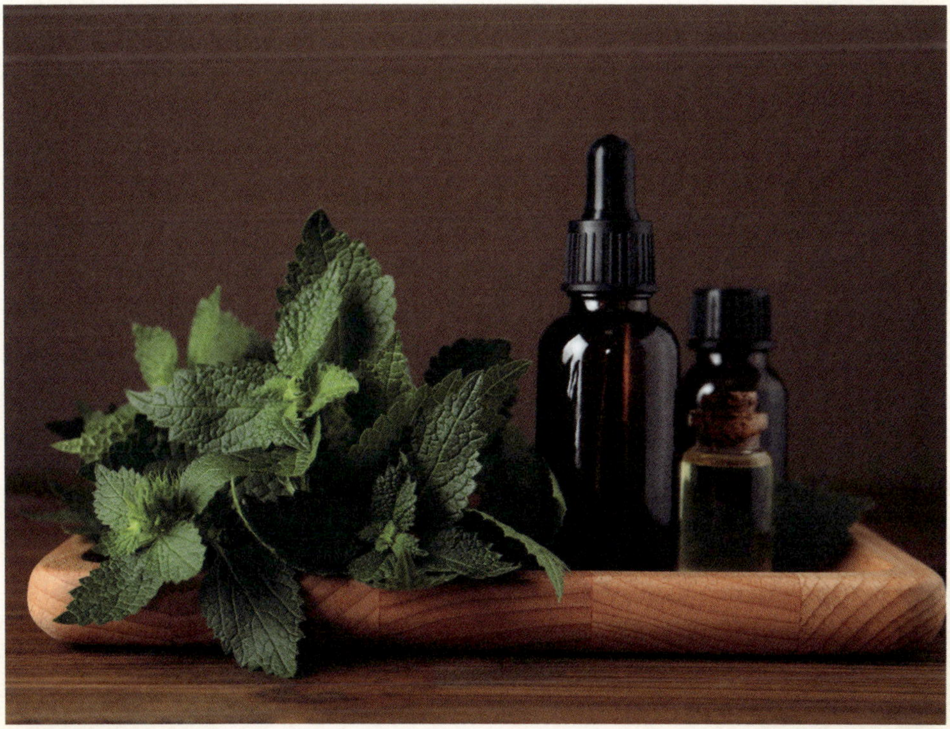

Brahmi-Ghee für Fokus und geistige Klarheit

Stellen Sie sich vor, Sie sitzen in der Sonne, wollen eigentlich nur kurz was nachschauen – und plötzlich finden Sie sich mit dem Handy wieder: fünf Tabs offen, eine Sprachnachricht läuft, irgendwer ruft Ihren Namen, und ganz leise flüstert Ihr Hirn: »Worauf wollte ich noch mal hinaus?« Willkommen im ganz normalen Wahnsinn des 21. Jahrhunderts.

Schon die alten Ayurvedis – also die Gelehrten des Ayurveda – kannten dieses Gefühl. Damals war's zwar nicht das Smartphone, sondern vielleicht ein wild gewordener Wasserträger, der mitten in der Meditation den Krug fallen ließ. Aber auch damals war klar: Geistige Klarheit kommt nicht von ungefähr.

Ihre Lösung hieß Brahmi (*Bacopa monnieri*), eine unscheinbare, zarte Pflanze mit großer Wirkung. Sie wurde nicht umsonst nach Brahma, dem Schöpfergott, benannt – denn sie soll uns dabei helfen, unsere eigene Schöpfungskraft nicht zwischen Einkaufszettel und To-do-Liste zu verlieren. Brahmi war das Pflanzenmittel der Wahl für alle, die klar denken, sich besser erinnern oder einfach wieder fokussierter bei sich ankommen wollten.

Und heute? Ist Brahmi aktueller denn je. Das bestätigt auch die moderne Forschung: In einer placebokontrollierten Doppelblindstudie der Swinburne University in Australien[19] konnte nachgewiesen werden, dass ein standardisierter Brahmi-Extrakt nach zwölfwöchiger Einnahme das Lernvermögen und die Gedächtnisleistung signifikant verbesserte, und zwar besonders im Bereich visuelle Informationsverarbeitung und Merkfähigkeit.

Kurz gesagt: Brahmi bringt Ordnung ins Kopfchaos – sanft, natürlich und seit Jahrtausenden bewährt.

Sie brauchen

- 1 TL getrocknetes Brahmi-Pulver (in Bioqualität, aus dem Ayurveda-Handel)
- 1 EL Ghee (selbst gemacht oder im Super- oder Biomarkt gekauft)
- 1 Schraubglas
- Optional: 1 Prise gemahlener Zimt oder Kardamom (für Geschmack und zusätzliche Wirkung)

So geht's

1. Ghee in einem kleinen Topf bei schwacher Hitze schmelzen.
2. Brahmi-Pulver einrühren und 2–3 Minuten sanft erwärmen – nicht braten! Nur leicht »ziehen lassen«, damit die Wirkstoffe ins Fett übergehen.
3. Wer mag, gibt zum Schluss eine Prise Zimt oder Kardamom dazu.
4. In das Glas füllen und bei Zimmertemperatur aufbewahren.

Anwendung und Haltbarkeit

Täglich einen halben Teelöffel pur einnehmen – am besten morgens auf nüchternen Magen oder vor geistig fordernden Aufgaben. Das Mittel hält sich mehrere Monate.

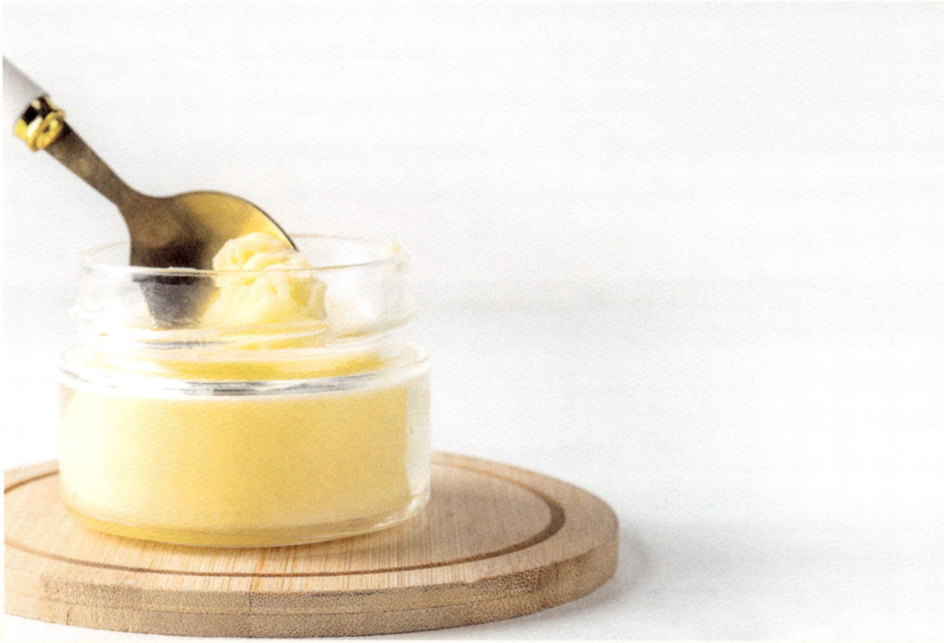

Tipp

Vielleicht fragen Sie sich jetzt: Ghee – was war das noch gleich? Ghee ist im Grunde geklärte Butter, also Butter, der das Eiweiß und die Milchbestandteile entzogen wurden. In der ayurvedischen Heilkunde gilt Ghee als »Transportmittel« (in der Fachsprache Anupana) – es bringt die Wirkstoffe der Heilpflanzen besonders tief in die Gewebe, vor allem ins Nervengewebe und ins Gehirn. Deshalb wird Brahmi traditionell in Ghee eingerührt und morgens auf nüchternen Magen eingenommen – dort kann es seine Wirkung besonders gut entfalten.

Aber: Fett pur am Morgen ist nicht jedermanns Sache. Wenn Ihnen das schwerfällt (oder Ihr Magen protestiert), können Sie das Brahmi-Ghee auch einfach in ein wenig warme Pflanzen- oder Kuhmilch einrühren – das schmeckt milder und ist angenehmer zu trinken.

Und wenn Ihnen das Ganze zu »ölig« ist: Brahmi gibt es auch in Kapselform oder als Tinktur – eine gute Alternative für alle, die es morgens gern praktisch haben, aber trotzdem von der Denkkraft der Pflanze profitieren wollen.

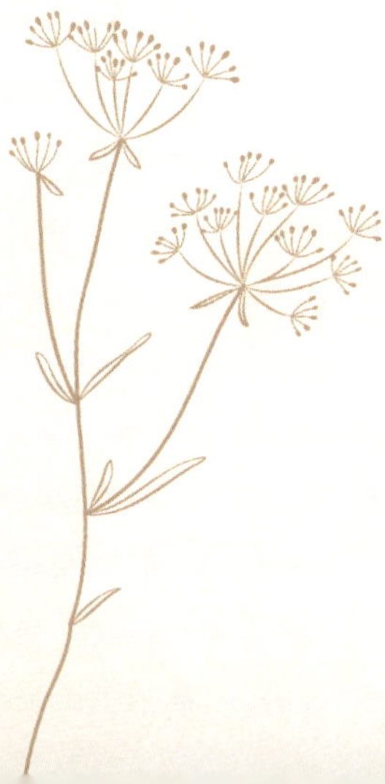

Kakao für Ausgeglichenheit und mentale Stärke

Manchmal wünscht man sich einfach einen Schluck Zaubertrank: etwas, das belebt, stärkt und gleichzeitig das Nervenkostüm streichelt. Und nein, ich meine nicht den dritten Espresso. Sondern eine Mischung, die schon alten Hochkulturen heilig war – lange bevor es das Wort »Superfood« überhaupt gab.

In den windigen Höhen der peruanischen Anden gruben schon vor über 2000 Jahren die Inka nach einer Wurzel, die als regelrechte Kraftquelle galt: Maca. Sie gaben sie ihren Kriegern vor der Schlacht – und für die Siegesnacht danach. Denn Maca galt nicht nur als Energiebooster, sondern auch als natürliches Tonikum für Libido, Ausdauer und mentale Stärke.

Tausende Kilometer entfernt, in den alten Palästen Chinas, wurde zur gleichen Zeit ein anderer Schatz gehütet: der Reishi-Pilz, in der traditionellen chinesischen Medizin auch als »Pilz der Unsterblichkeit« verehrt. Er sollte nicht nur das Leben verlängern, sondern vor allem Geist und Herz beruhigen – ein Elixier für weise Kaiser und gestresste Hofbeamte gleichermaßen. Kombiniert man diese beiden alten Pflanzenwunder mit rohem Kakao – der seinerseits schon bei den Mayas als »Getränk der Götter« galt – entsteht ein Trank, der die moderne Pflanzenmedizin mit alter Weisheit verbindet: ein Kakao mit Maca und Reishi, der belebt, ausgleicht und die geistige Ausdauer fördert, ohne aufzuputschen.

Denn Maca enthält hochwertige sekundäre Pflanzenstoffe wie Macamide und Glucosinolate, die hormonmodulierend und vitalisierend wirken. Studien zeigen, dass Maca bei Stressbelastung, Erschöpfung und Konzentrationsmangel positiv unterstützen kann – vor allem durch seine adaptogene Wirkung. Reishi wiederum enthält Triterpene und Beta-Glucane, die das Immunsystem stärken, das Nervensystem beruhigen und sogar schlaffördernd wirken können. In einer Übersichtsarbeit[20] wurde die neuroprotektive Wirkung von Reishi wissenschaftlich bestätigt – vor allem bei Stress, Angstzuständen und mentaler Erschöpfung.

Kakao liefert Magnesium, Theobromin und stimmungsaufhellende Pflanzenstoffe wie Phenylethylamin: also genau das, was wir brauchen, wenn die Gedanken kreiseln, die Laune wackelt und der Fokus flöten geht.

Sie brauchen

- 1 TL rohes Kakaopulver (möglichst in Bioqualität und ungesüßt)
- ½ TL schwarzes Maca-Pulver (alternativ gelbes Maca)
- ½ TL Reishi-Pulver (am besten in Bioqualität und fein vermahlen)
- 1 TL Ahornsirup oder Honig (optional)
- 200 ml Hafer- oder Pflanzenmilch nach Wahl
- 1 Tasse

So geht's

1. Die Pflanzenmilch sanft erhitzen, aber nicht kochen.
2. Kakao, Maca, Reishi und gegebenenfalls Zimt oder Vanille einrühren.
3. Zum Schluss den Ahornsirup oder Honig einrühren.
4. Alles gut verrühren oder mit dem Milchaufschäumer cremig mixen – fertig ist der pflanzliche Brain-Tonic.

Anwendung und Haltbarkeit

Trinken Sie den Kakao am besten morgens oder am frühen Nachmittag, wenn Sie einen klaren Kopf brauchen, zum Beispiel vor einem wichtigen Termin, einem kreativen Projekt oder wenn Sie sich einfach müde und unkonzentriert fühlen.

Eine Tasse täglich reicht völlig aus – mehr braucht's nicht, denn Maca und Reishi wirken nachhaltig.

Tipp

Wenn Sie sehr empfindlich auf Maca reagieren oder generell zu viel »Feuer« im System haben (Stichwort: Schlafprobleme, Unruhe), starten Sie mit einem Viertel Teelöffel Maca und tasten Sie sich langsam heran.

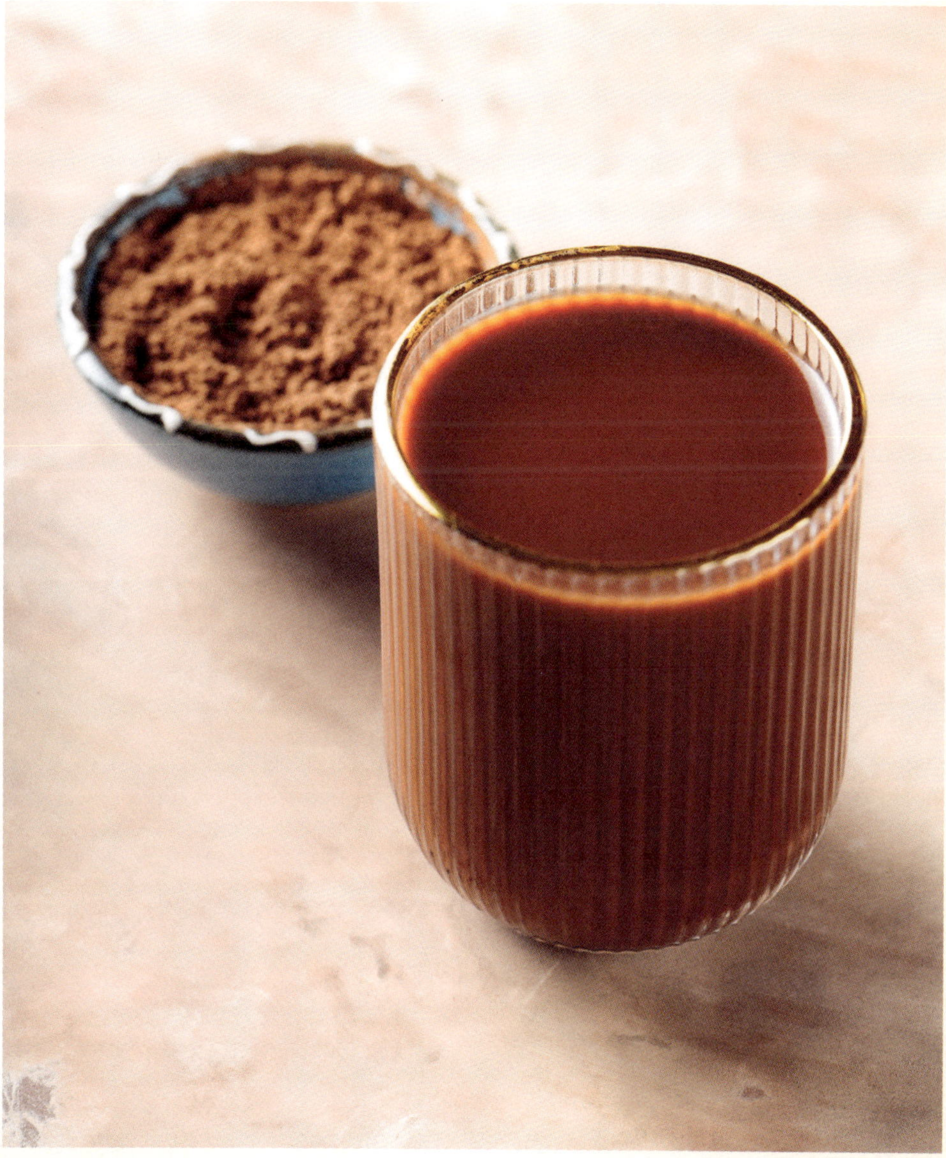

Rosenwurz-Tinktur als Burnout-Prophylaxe

Manchmal reicht schon ein einziger Tag mit zu vielen Reizen, zu wenig Pausen und zu viel Verantwortung – und der Kopf schreit nach Rückzug. In solchen Momenten braucht es keine weitere To-do-Liste, sondern innere Stärke. Und genau die kommt aus einer Pflanze, die gelernt hat, in den härtesten Bedingungen zu überleben: *Rhodiola rosea*, die Rosenwurz.

Diese kleine, dickblättrige Überlebenskünstlerin wächst in den kargen Hochlagen Sibiriens, Skandinaviens und der Mongolei – dort, wo der Wind schneidend, das Licht knapp und das Leben ein permanentes »Jetzt aber durchhalten!« ist. Kein Wunder also, dass man sie in der traditionellen Medizin der Wikinger, Mongolen und später auch der russischen Raumfahrt (!) als Mittel gegen Erschöpfung, Stress und mentale Überforderung einsetzte.

Es heißt, schon die Wikinger hätten Rhodiola zur Stärkung auf ihren Seereisen genutzt. Später wurde sie in der Sowjetunion gezielt an Soldaten, Astronauten und Spitzensportlerinnen und -sportler gegeben – also an Menschen mit echten »Durchhalte-Jobs«. Und heute? Ist sie ein echter Geheimtipp zur Burnout-Prophylaxe – besonders für Menschen, die viel leisten, funktionieren müssen und oft selbst zu kurz kommen.

Rhodiola gehört zu den adaptogenen Pflanzen: Sie hilft dem Körper also dabei, besser mit Stress umzugehen, ohne aufzuregen wie Koffein. Ihre besonders wirksamen Inhaltsstoffe wie Rosavin, Salidrosid und antioxidative Phenole unterstützen die Nebennierenfunktion, fördern die Ausschüttung von »guten« Botenstoffen wie Dopamin und Serotonin und schützen die Zellen vor oxidativem Stress. Sie wirkt belebend, konzentrationsfördernd – und vor allem: ausgleichend. Genau das, was wir brauchen, wenn sich das Leben wie ein Dauerlauf anfühlt. In einer Studie[21] mit

60 Probandinnen und Probanden zeigte sich bereits nach 14 Tagen eine im Vergleich zu einem Scheinmedikament (Placebo) signifikante Verbesserung von Erschöpfung, Konzentrationsfähigkeit und Stressverarbeitung – ohne Nebenwirkungen. Eine gute Nachricht für alle, die das Gefühl haben, in Richtung Burnout zu driften – oder es gar nicht erst so weit kommen lassen wollen.

Sie brauchen

- 25 g getrocknete Rhodiola-Wurzel (am besten in Bioqualität)
- 125 ml 70 %iger Alkohol (zum Beispiel Weingeist mit Wasser verdünnt, im Verhältnis 1 Teil Wasser zu 3 Teilen Weingeist; wer den Alkohol vermeiden möchte, kann auf fertige Rosenwurz- oder Ginseng-Dragees zurückgreifen, die es in der Apotheke gibt)
- 1 Schraubglas
- 1 feines Sieb oder Teefilter
- 1 dunkle Tropfflasche zur Aufbewahrung

So geht's

1. Die Rhodiola-Wurzel grob zerkleinern (Mörser oder Küchenmesser).
2. In ein sauberes Schraubglas geben und mit dem Alkohol übergießen.
3. Das Glas verschließen und an einem dunklen Ort 3–4 Wochen ziehen lassen, täglich einmal sanft schütteln.
4. Danach durch ein feines Sieb oder einen Filter abseihen und in eine dunkle Tropfflasche füllen.

Anwendung und Haltbarkeit

Nehmen Sie zweimal täglich 10 bis 15 Tropfen in Wasser ein – idealerweise morgens und am frühen Nachmittag. Nicht am Abend, da Rhodiola leicht anregend wirken kann!

Es empfiehlt sich eine kurweise Anwendung, zum Beispiel über vier Wochen bei mentaler Erschöpfung, hoher Belastung oder in Phasen von Konzentrationsschwäche – oder ganz bewusst prophylaktisch, wenn man weiß: Die nächste Stresswelle kommt bestimmt.

Frauenleiden

Kräuterwein gegen Menstruationsbeschwerden

Trotula von Salerno war eine Frau, die im 11. Jahrhundert das schier Undenkbare wagte: Sie schrieb über den weiblichen Körper, über Menstruation, Geburt und die Beschwerden, die Frauen durch das Zyklusgeschehen erleben. In einer Zeit, in der medizinisches Wissen fest in Männerhand war, erhob sie ihre Stimme für die Frauen – mutig, gebildet und mit erstaunlich klarem Blick auf die weibliche Gesundheit.

Trotula war überzeugt: Wenn die Menstruation ausbleibt oder mit Schmerzen verbunden ist, liegt oft eine Schwäche, Kälte oder Blockade zugrunde – und der Körper braucht Wärme, Unterstützung und sanfte Impulse, um wieder ins Gleichgewicht zu kommen.

Sie empfahl kräftige Kräuterzubereitungen, oft in Wein gelöst, um den Kreislauf anzuregen und die Gebärmutter zu »erwärmen«. Auch wenn wir heute keinen Aderlass mehr praktizieren, so bleibt die Grundidee gültig: Kräuter helfen dabei, den Unterleib zu entspannen und das zyklische Geschehen zu harmonisieren.

Beifuß gilt als klassische Frauenpflanze: Er wirkt durchblutungsfördernd, wärmend und kann den Zyklus sanft regulieren. Kamille bringt mit ihrer beruhigenden und krampflösenden Wirkung Entspannung in den Unterleib. Fenchelsamen unterstützen die Verdauung, wirken entblähend und lindern Spannungsgefühle, wie sie vor oder während der Periode häufig auftreten. Die Weinraute, in sehr geringer Dosierung verwendet, stärkt die Durchblutung und wirkt entkrampfend.

Der Rotwein (oder alternativ Traubensaft) dient hier nicht nur als Trägerstoff, sondern verstärkt durch seine wärmende Qualität die Wirkung der Kräuter und unterstützt deren Aufnahme.

Dieser Kräuterwein ist eine moderne, milde Adaption der Ideen von Trotula von Salerno – wärmend, entspannend, krampflösend. Und er erinnert uns daran, wie lange es schon Frauen gibt, die Frauen verstehen.

Sie brauchen für 2 Tassen

- 1 TL Beifuß (getrocknet)
- 1 TL Kamillenblüten
- 1 TL Fenchelsamen
- ½ TL Weinraute (vorsichtig dosieren, nicht in der Schwangerschaft!)
- 200 ml Rotwein (oder Traubensaft für alkoholfreie Version)
- 1 Teesieb
- 1 Teetasse

So geht's

1. Geben Sie alle Zutaten in einen Topf und erhitzen Sie sie auf kleiner Flamme (nicht kochen lassen).
2. Lassen Sie alles 10 Minuten ziehen.
3. Seihen Sie die Flüssigkeit ab.

Anwendung und Haltbarkeit

Trinken Sie täglich eine kleine Tasse (100 Milliliter) vor dem Schlafengehen in den Tagen vor der Periode. Das Rezept reicht für zwei Tassen, wobei Sie die zweite Hälfte im Kühlschrank aufbewahren können und am darauffolgenden Tag nur leicht erwärmen müssen.

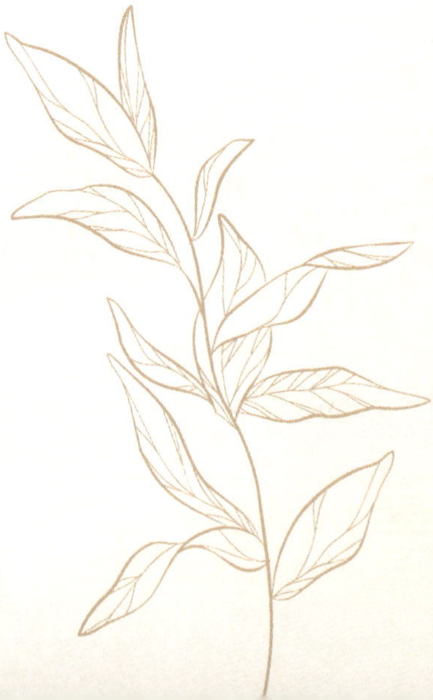

Wärmendes Bauchöl gegen Krämpfe

Die Werke der Trotula von Salerno zeigen nicht nur medizinisches Wissen, sondern auch eine tiefe Zuwendung zum Körper der Frau. Sie schrieb über Schmerzen im Unterleib, ausbleibende oder übermäßige Menstruation, und empfahl neben inneren Anwendungen auch äußerliche: warme Bäder, Salbungen mit Ölen, sanfte Massagen.

Besonders bei krampfartigen Beschwerden setzte sie auf durchwärmende Zutaten – Lorbeer, Poleiminze, Kampher – und empfahl, die Gebärmutter liebevoll zu »besänftigen«. Ihre Anwendungen waren oft kräftig, manchmal schwer zugänglich für heutige Bedürfnisse (Tierfett war keine Seltenheit), aber der Gedanke dahinter bleibt modern: Wärme, Duft und Berührung als heilsame Impulse.

Dieses Bauchöl ist eine moderne Adaption ihrer Rezepturen: Lorbeeröl wirkt durchblutungsfördernd und lindert muskuläre Verspannungen. Muskatellersalbei, ein Klassiker der Aromatherapie, gilt als hormonell ausgleichend und beruhigend für das Nervensystem – Studien deuten auf eine stimmungsaufhellende Wirkung hin, insbesondere in Verbindung mit dem Zyklus oder in den Wechseljahren.

Kampher, in kleiner Dosis, wirkt wärmend und leicht schmerzlindernd. Und Poleiminze, die Trotula von Salerno häufig erwähnte, wurde traditionell zur Anregung der Menstruation verwendet – heute wird sie wegen ihrer starken Wirkung nur noch äußerlich und sehr gezielt eingesetzt.

Moderne Studien zur Aromatherapie zeigen, dass ätherische Öle wie Muskatellersalbei und Lavendel spürbar zur Entspannung beitragen können – sowohl auf körperlicher als auch auf emotionaler Ebene. In einer 2012 veröffentlichten Studie[22] wurde sogar die signifikante Wirksamkeit von Muskatellersalbei gegen Menstruationskrämpfe nachgewiesen.

Dieses Öl verbindet das alte Wissen um wärmende Heilpflanzen mit den Erkenntnissen moderner Aromatherapie: eine sanfte, duftende Wohltat für den Unterbauch und ein stilles Ritual der Selbstfürsorge.

Sie brauchen

- 50 ml Sesam- oder Johanniskrautöl
- 5 Tropfen Lorbeeröl (ätherisch)
- 3 Tropfen Muskatellersalbeiöl
- 2 Tropfen Kampheröl
- Optional: 2 Tropfen Poleiminze (Vorsicht – nur äußerlich, nicht in der Schwangerschaft!)
- 1 kleiner Trichter
- 1 dunkle Flasche mit mindestens 50 ml Fassungsvermögen und Pipettenaufsatz

So geht's

1. Geben Sie alle Zutaten mithilfe des Trichters in die Flasche.
2. Verschließen Sie sie und schütteln Sie sie kräftig, auch vor jedem Gebrauch.

Anwendung und Haltbarkeit

Schütteln Sie die Flasche und geben Sie einige Tropfen der Ölmischung auf Ihre Hand. Massieren Sie sanft den Unterbauch im Uhrzeigersinn. Legen Sie danach, um die Wirkung zu intensivieren, ein warmes Kirschkernkissen oder eine nicht zu heiße Wärmflasche auf. Das Öl hält sich circa ein Jahr.

Dampfbad bei Zyklus-unregelmäßigkeiten

Dass der weibliche Körper zyklisch ist, war für Trotula von Salerno kein medizinisches Problem, sondern eine Grundlage des Frauseins. Wenn die Menstruation ausblieb, suchte sie nach Ursachen wie Kälte, innerer Stauung oder einem Ungleichgewicht der Körpersäfte – und entwickelte wohldurchdachte Maßnahmen, um den Fluss wieder anzuregen.

Eine ihrer Anwendungen war das »Dampfbad für untenherum« – mit kräftigen, durchwärmenden Kräutern wie Beifuß, Rosmarin oder Myrrhe. Der Gedanke, Wärme und pflanzliche Wirkstoffe direkt in den Beckenraum zu bringen, ist nicht nur historisch, sondern auch heute in vielen Kulturen lebendig: als Yoni Steam oder Kräuterdampfbad.

In dieser modernen Rezeptur treffen alte Kräuterweisheiten auf neuzeitliche Erkenntnisse:

Beifuß ist traditionell die Königin der gebärmutterstärkenden Kräuter – durchblutungsfördernd, menstruationsanregend und entspannend. Rosmarin wirkt kreislaufanregend, antibakteriell und wärmend – ideal bei einem »unterkühlten« Beckenraum. Schafgarbe hilft bei krampfartigen Beschwerden und hat regulierende Eigenschaften auf den Zyklus.

Myrrhe, schon in der Antike geschätzt, wirkt entzündungshemmend und leicht adstringierend – besonders bei Schleimhautreizungen. Salbei oder Wegerich unterstützen die Schleimhautpflege und bringen beruhigende, reinigende Kräfte mit ins Spiel.

Dieses Dampfbad ist ein achtsames Ritual: eine Einladung an Körper und Seele, in Wärme und Verbindung zurückzufinden. Ganz im Sinne der Trotula von Salerno, die schon vor fast 1000 Jahren erkannte, dass der weibliche Körper keine Maschine ist, sondern ein zyklisches, lebendiges Wesen, das Fürsorge braucht.

Sie brauchen

- 1 EL Beifuß
- 1 EL Rosmarin
- 1 EL Schafgarbe
- 1 TL Myrrhe (Harz, optional)
- 1 TL Salbei oder Wegerich
- 1 hitzebeständige Schüssel oder 1 großer Topf
- 1 feste Schale oder Yoni-Hocker

So geht's

1. Bringen Sie 1,5–2 Liter Wasser zum Kochen.
2. Die Kräuter in die hitzebeständige Schüssel oder einen großen Topf geben.
3. Mit dem heißen Wasser übergießen, zudecken und 10–15 Minuten ziehen lassen, damit sich die ätherischen Öle und Wirkstoffe entfalten.

Anwendung und Haltbarkeit

Wählen Sie einen ruhigen, warmen Ort, an dem Sie ungestört sind. Stellen Sie die Schüssel in eine tragfeste Schale oder einen sauberen Toilettensitz (es gibt spezielle Yoni-Hocker oder man kann mit einem Hocker mit Loch improvisieren). Alternativ können Sie auch einfach über der Schüssel in die Hocke gehen oder sich auf einen Hocker setzen – etwa 30 bis 40 Zentimeter Abstand zur Schüssel. Ziehen Sie sich untenherum aus und setzen Sie sich vorsichtig über den aufsteigenden Dampf.

Achtung

Der Dampf darf nicht zu heiß sein! Lassen Sie ihn vorher etwas abkühlen und testen Sie mit der Hand.

Bedecken Sie sich mit einer großen Decke oder einem Tuch, das bis zum Boden reicht – so staut sich die Wärme und die wohltuenden Dämpfe können wirken.

Verweilen Sie etwa 10 bis 20 Minuten. Atmen Sie ruhig und tief. Sie können Musik hören, eine Kerze anzünden oder bewusst in sich hineinspüren.

Gönnen Sie sich nach dem Dampfbad eine warme Ruhephase – eingekuschelt, mit einem Tee oder Wärmekissen auf dem Bauch. Ideal ist die Anwendung abends vor dem Schlafengehen. Ein bis zwei Anwendungen pro Woche sind ausreichend, zum Beispiel in der Zeit vor der erwarteten Menstruation.

Vorsicht

Nicht anwenden in der Schwangerschaft, bei akuten Infektionen, offenen Wunden oder Reizungen im Intimbereich.

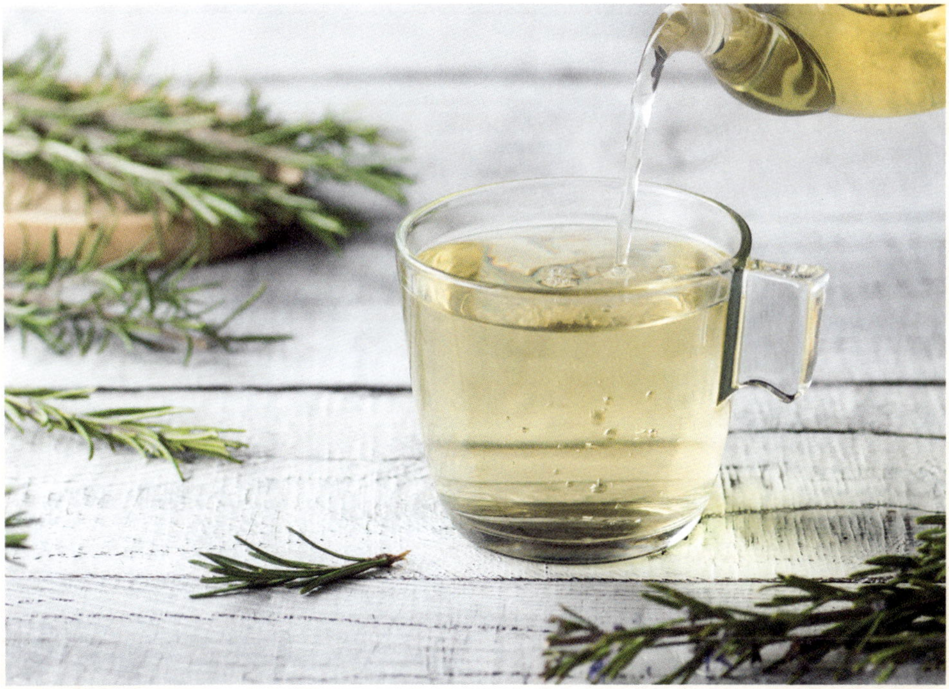

Ausgleichender Frauentee

Trotula von Salerno war eine Pionierin – nicht nur medizinisch, sondern auch seelisch. Sie erkannte früh, dass viele Beschwerden von Frauen nicht allein körperlich zu behandeln waren, sondern oft mit innerer Erschöpfung, hormonellem Ungleichgewicht oder seelischer Belastung einhergingen. Ihre Rezepturen zielten deshalb auf das große Ganze: den Menschen in seiner Einheit aus Körper, Geist und Lebensweise.

In ihren Schriften begegnen uns Pflanzen wie Frauenmantel, Eisenkraut, Himbeerblätter oder Fenchel – oft kombiniert, oft intuitiv ausgewählt, und immer mit dem Blick auf den weiblichen Organismus.

Diese moderne Teemischung folgt genau diesem Gedanken: mit einer milden, aber wirksamen Komposition, die den Zyklus harmonisieren, die Gebärmutter stärken und das hormonelle Gleichgewicht fördern kann.

Frauenmantel gilt als klassische Gebärmutterpflanze: adstringierend, regulierend, stärkend für das Bindegewebe und unterstützend in allen Phasen des Frauseins – vom PMS (prämenstruelles Syndrom) bis zu den Wechseljahren. Studien zeigen, dass die enthaltenen Gerbstoffe krampflösend und entzündungshemmend wirken. Himbeerblätter werden traditionell zur Tonisierung der Gebärmuttermuskulatur verwendet und bereiten in der zweiten Zyklushälfte optimal auf die Menstruation oder eine mögliche Einnistung vor. Eisenkraut – auch »Nervenkraut« genannt – wirkt nicht nur leicht östrogenartig, sondern auch entspannend auf das vegetative Nervensystem, was besonders bei hormonbedingter Unruhe oder Stimmungsschwankungen hilfreich sein kann. Fenchelsamen schließlich runden die Mischung ab: Sie wirken verdauungsfördernd, entblähend und enthalten natürliche Phytoöstrogene, die sich positiv auf den Hormonhaushalt auswirken. Dieser Tee unterstützt den Zyklus, reguliert die Hormone und beruhigt.

Sie brauchen

- 20 g Frauenmantel
- 20 g Eisenkraut
- 20 g Himbeerblätter
- 10 g Fenchel
- 10 g Schafgarbe
- 1 Teedose
- 1 Teetasse
- 1 Sieb

So geht's

1. Geben Sie alle Kräuter in die Teedose und mischen Sie sie kräftig durch.
2. Geben Sie einen Teelöffel der Mischung in eine Teetasse und übergießen Sie sie mit kochendem Wasser.
3. Lassen Sie den Tee zugedeckt 10 Minuten ziehen – fertig!

Anwendung und Haltbarkeit

Trinken Sie zwei bis drei Tassen täglich, besonders in der zweiten Zyklushälfte.

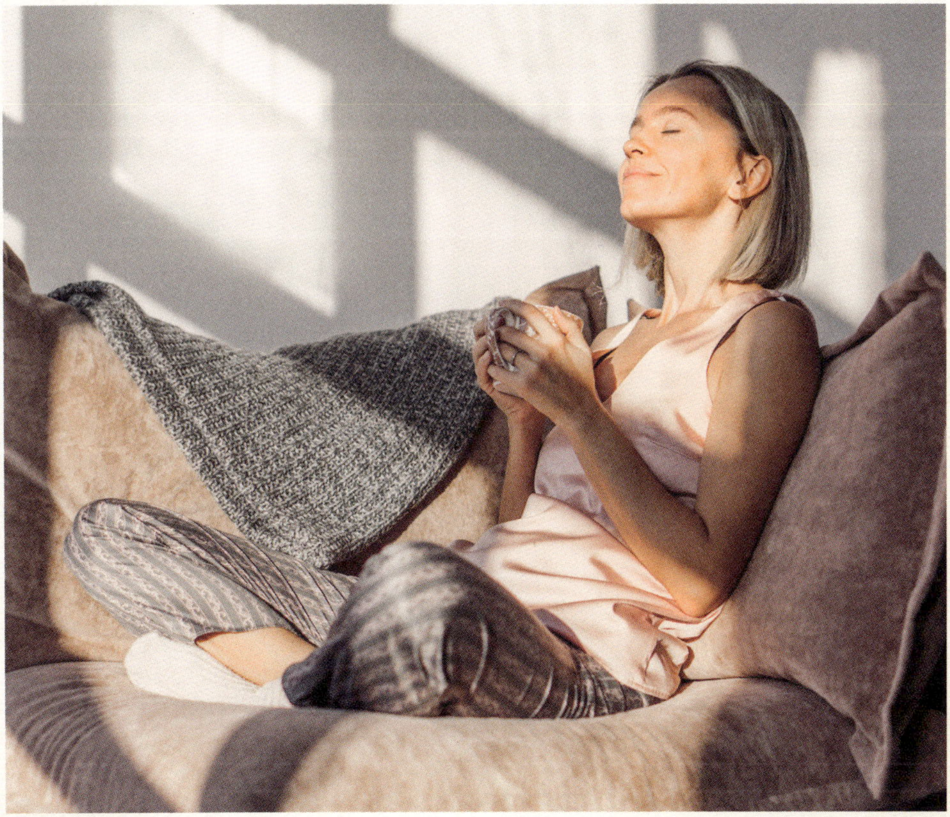

Ayurvedische Wechseljahresmischung

Wenn wir heute über die Wechseljahre sprechen, denken wir an Hitzewallungen, Stimmungsschwankungen und das Gefühl, irgendwo zwischen hormonellem Hurrikan und innerer Neuorientierung zu stehen. Im europäischen Mittelalter hingegen sprach man eher von »trockener Melancholie« – und viele ärztliche Ratgeber schweigen sich über diese Lebensphase aus, als sei sie medizinisch irrelevant. Trotula von Salerno allerdings tat das nicht. Sie nahm die Beschwerden reifer Frauen ernst und empfahl wärmende, nährende und stärkende Anwendungen – äußerlich wie innerlich.

Und genau da schließen wir an. Zwar tauchen Shatavari und Ashwagandha in ihren Schriften nicht auf – dafür finden wir sie in der ayurvedischen Heilkunde, die über Jahrtausende hinweg ein erstaunlich detailliertes Wissen über die hormonellen Übergänge des weiblichen Körpers gesammelt hat.

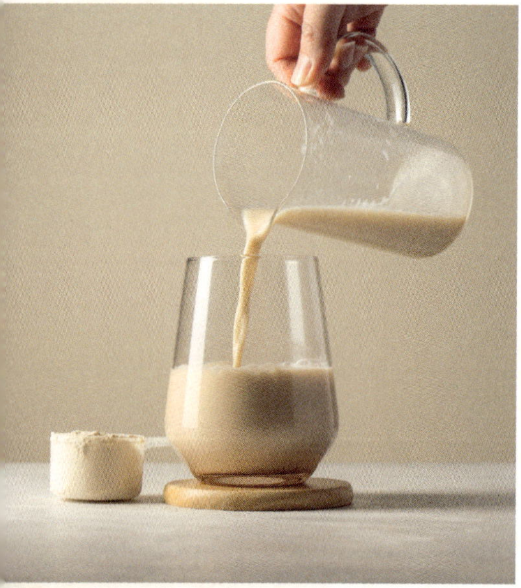

Shatavari gilt dort als »die Frau mit den hundert Männern« – ein poetischer Hinweis auf ihre tonisierende Wirkung auf das weibliche Hormonsystem. Die Wurzel stärkt die Nebennieren, wirkt ausgleichend auf Östrogenschwankungen, unterstützt die Schleimhäute und kann auch bei vaginaler Trockenheit helfen. Ashwagandha, oft als »indischer Ginseng« bezeichnet, ist ein klassisches Adaptogen: Es hilft dem Körper, mit Stress besser umzugehen, wirkt beruhigend auf das Nervensystem, fördert den Schlaf und kann – das ist inzwischen auch gut belegt – angstlösend und stimmungsstabilisierend wirken.

Mehrere moderne Studien bestätigen die Wirkung von Ashwagandha auf das Stresslevel[23] sowie auf den Hormonhaushalt[24] bei Frauen in der Menopause. Auch Shatavari wird zunehmend erforscht, insbesondere im Hinblick auf seine östrogenartige Wirkung und seine positiven Effekte auf das vaginale Gewebe.

In Kombination ergeben die beiden Pflanzen ein kraftvolles Duo für Frauen in der zweiten Lebenshälfte: nährend, stärkend und ausgleichend und ganz ohne Hormonersatz, sondern mit viel Respekt für den natürlichen Wandel, den der weibliche Körper vollzieht.

Oder, um es im Sinne von Trotula von Salerno zu sagen: Der Körper ist kein Problem, das man reparieren muss – sondern ein System, das man begleiten darf.

Sie brauchen

- 40 g Shatavari-Pulver (Bioqualität)
- 40 g Ashwagandha-Pulver (Bioqualität)
- 5 g Zimt (Ceylon, gemahlen – für Geschmack und Wärmewirkung)
- 5 g Muskatnuss (gemahlen – wirkt entspannend und hormonregulierend)
- 5 g Vanillepulver (optional – für die Seele)
- 1 TL Ghee oder Mandelmus
- 100 ml warme (Pflanzen-) Milch

So geht's

Geben Sie alle Zutaten außer dem Ghee und der Milch in ein Glas oder eine Dose, verschließen Sie sie und schütteln Sie sie kräftig durch.

Anwendung und Haltbarkeit

Rühren Sie einen Teelöffel der Mischung täglich, am besten abends oder in einer ruhigen Phase des Tages, in warmer (Pflanzen)Milch (zum Beispiel Hafer, Mandel, Kokos) ein – zusammen mit einem Teelöffel Ghee oder Mandelmus für die bessere Aufnahme der fettlöslichen Wirkstoffe. Alternativ können Sie das Pulver auch in den Smoothie oder ins Porridge einrühren. Trocken, dunkel und kühl gelagert hält sich das Pulver circa ein Jahr.

Männerleiden

Prostatatee

In einem vergilbten Kräuterbuch aus dem 16. Jahrhundert fand ich eine Notiz, die mich spontan zum Schmunzeln brachte: »Der Mann, dem das Wasser träge und die Kraft welk wird, der trinke Wurzeln des brennenden Krauts, das den Bock reckt.« Der unbekannte Autor meinte damit nicht etwa einen Zaubertrank aus mystischem Geweihpulver – nein, er sprach von der Brennnesselwurzel, einem alten Bekannten der Volksheilkunde. Und auch wenn die Formulierungen damals etwas blumiger ausfielen, wusste man offenbar schon recht gut, welche Pflanzen bei Männerbeschwerden helfen konnten.

Denn Prostataleiden – ob nun schleichende Vergrößerung, tröpfelnder Harnstrahl oder nächtliches Dauergerenne zur Toilette – sind keine moderne Erscheinung. Sie wurden nur diskreter umschrieben. Hildegard von Bingen erwähnte »verstockte Flüsse«, später sprach man von »unentschlossenem Wasserlassen« oder schlicht »männlicher Mattigkeit«. Und die Rezepte, die man dagegen einsetzte, hatten es oft in sich: von edlen Wurzeln bis zu, nun ja, weniger appetitlichen Zusätzen wie Ziegenurin. Letzteren habe ich in meiner modernen Version großzügig weggelassen. Stattdessen kommt in meiner Variante eine ausgewählte Mischung altbewährter Pflanzen vor, deren Wirkung heute sogar wissenschaftlich belegt ist. Die Hauptzutat ist die Brennnesselwurzel. Gerade die Wurzel zeigt erstaunliche Effekte auf das Prostatagewebe. Studien haben bestätigt, dass Extrakte aus der Wurzel das Enzym 5-Alpha-Reduktase hemmen können[25] – jenes Enzym, das Testosteron in Dihydrotestosteron umwandelt, was wiederum das Prostatawachstum ankurbelt. Die Brennnessel wirkt also regulierend und abschwellend, was bei einer gutartigen Prostatavergrößerung (sogenannte benigne Prostatahyperplasie, BPH) Gold wert ist.

Das Weidenröschen war lange Zeit fast vergessen, wurde aber durch Maria Treben wieder in die Männerheilkunde eingeführt. Es wirkt entzündungshemmend und besonders wohltuend bei chronischer Prostataentzündung und Reizblase. Verantwortlich dafür sind sogenannte Ellagitannine, die laut präklinischen Studien nicht nur antibakteriell, sondern auch antioxidativ wirken.

Eine kräftige Portion geschrotete Kürbiskerne rundet die Mischung ab. Doch ihre Inhaltsstoffe wie Zink, Selen, Phytosterole und Vitamin E sind kleine Powerpakete für die männliche Mitte. Sie wirken regulierend auf die Hormonlage, stärken das Gewebe und helfen, oxidativen Stress zu reduzieren – ein nicht zu unterschätzender Faktor bei chronischen Entzündungen.

Abgerundet wird die Mischung durch Schachtelhalm, das gute alte Zinnkraut. Früher sorgte es für glänzendes Tafelsilber, heute für saubere Harnwege. Es wirkt sanft harntreibend, schleimhautstärkend und liefert Kieselsäure in beachtlicher Menge – gut für Bindegewebe und Schleimhäute gleichermaßen.

All diese Zutaten ergeben zusammen einen warmen, erdigen Trank, der nicht nur bei Beschwerden hilft, sondern auch vorbeugend getrunken werden kann – besonders geeignet für Männer ab 50 Jahren.

Sie brauchen

- 40 g Brennnesselwurzel (getrocknet oder frisch, fein gehackt)
- 20 g Kürbiskerne (geschrotet)
- 20 g Weidenröschenkraut, kleinblütiges Weidenröschen
- 20 g Schachtelhalm (Zinnkraut)
- 1 Schraubglas oder Teedose

So geht's

Füllen Sie alle Zutaten in das Schraubglas und schütteln Sie es kräftig durch.

Anwendung und Haltbarkeit

Für zwei Tassen nehmen Sie einen gehäuften Esslöffel der Kräutermischung und geben ihn in zwei Tassen kaltes Wasser. Langsam aufkochen lassen, dann bei kleiner Hitze etwa zehn Minuten sanft köcheln. Anschließend vom Herd nehmen, abdecken und weitere zehn Minuten ziehen lassen. Danach abseihen – und wer mag, darf mit einem Löffel Honig nachsüßen.

Die Mischung kann kurweise über drei bis sechs Wochen angewendet werden – idealerweise morgens und abends eine Tasse. Luftdicht verschlossen, kühl und trocken gelagert, hält sich die Mischung mindestens sechs Monate.

Potenztrunk

Während in den Burgen Europas noch mit Bibernelle und Liebstöckel hantiert wurde, hatten die Herren in fernen Regionen längst ganz andere Geheimwaffen für ihre Liebeskunst. Im alten China war Ginseng schon so wertvoll, dass er mit Gold aufgewogen wurde – und man munkelt, manch mächtiger Mann habe ihn häufiger auf dem Nachttisch als in der Apotheke gesehen. Und in den Höhenlagen der peruanischen Anden, wo selbst die Kartoffeln Höhenangst kriegen, wuchs eine unscheinbare Knolle mit erstaunlicher Wirkung: Maca. Die Inka-Krieger sollen vor jeder Schlacht eine Portion davon bekommen haben – nicht nur für Mut und Ausdauer, sondern auch für das, was nach der Schlacht vielleicht noch so anstand.

Man sieht: Die Lust auf Lebensenergie kennt keine kulturellen Grenzen. Und so treffen sich im heutigen Potenztrunk zwei Traditionspflanzen aus Ost und West, die schon seit Jahrhunderten genau das liefern sollen, was dem modernen Mann manchmal abhandenkommt: Energie, Testosteronschub und – sagen wir's ruhig offen – Lust aufs Leben.

Maca, die sogenannte »peruanische Potenzwurzel«, ist reich an sekundären Pflanzenstoffen, sogenannten Macamiden und Macaenen. Diese Stoffe sollen hormonregulierend wirken und das Energielevel steigern. Studien zeigen: Maca kann sowohl bei Männern als auch bei Frauen das sexuelle Verlangen verbessern – ganz ohne die Hormone direkt zu beeinflussen: ein echtes adaptogenes Wurzelwunder also, das den Körper auf sanfte Weise unterstützt.

Eine Studie zeigte, dass Maca bei Männern nach zwölf Wochen die sexuelle Lust signifikant erhöht, und zwar unabhängig vom Testosteronspiegel.[26]

Ginseng (*Panax ginseng*): Diese asiatische Wurzel hat es in sich. In der traditionellen chinesischen Medizin wird sie als Qi-Tonikum verehrt – also als Mittel, das die Lebensenergie stärkt. Besonders die sogenannten Ginsenoside, die bioaktiven Wirkstoffe des Ginsengs, wurden intensiv erforscht. Sie wirken adaptogen, entzündungshemmend, antioxidativ und haben einen positiven Einfluss auf die Durchblutung und auf die körperliche sowie geistige Leistungsfähigkeit. Wie eine Studie zeigte, kann Ginseng bei Männern mit Erektionsstörungen zu einer deutlichen Verbesserung führen.[27]

Damiana, das zarte Kraut aus Mittelamerika, galt schon bei den Maya als Stimmungsaufheller mit Lustverstärkerpotenzial. Es entspannt, fördert die Durchblutung und bringt Energie dorthin, wo sie gebraucht wird – besonders, wenn der Kopf zu viel denkt und der Körper zu wenig fühlt. Kardamom sorgt mit seiner wärmenden Schärfe dafür, dass die Lebensgeister in Schwung kommen. Er regt das Verdauungsfeuer an, vertreibt innere Kälte und bringt die Energie liebevoll in Richtung Becken.

Und dann wäre da noch der Zimt – duftend, herzöffnend, durchblutungsfördernd und in der TCM (traditionelle chinesische Medizin) ein klassisches Yang-Tonikum. Gemeinsam ergänzen sich diese Zutaten wunderbar: Sie bringen Wärme, Leichtigkeit und eine kleine Portion Lebenslust ins Spiel.

Die Mischung macht's: Die Kombination ist ein wirkungsvoller pflanzlicher »Energie-Booster«, der sowohl das hormonelle Gleichgewicht als auch die körperliche Vitalität unterstützt – ohne die Nebenwirkungen klassischer Potenzmittel. Stattdessen gibt's: mehr Lust, bessere Laune und ein Plus an Selbstvertrauen – auch abseits des Schlafzimmers.

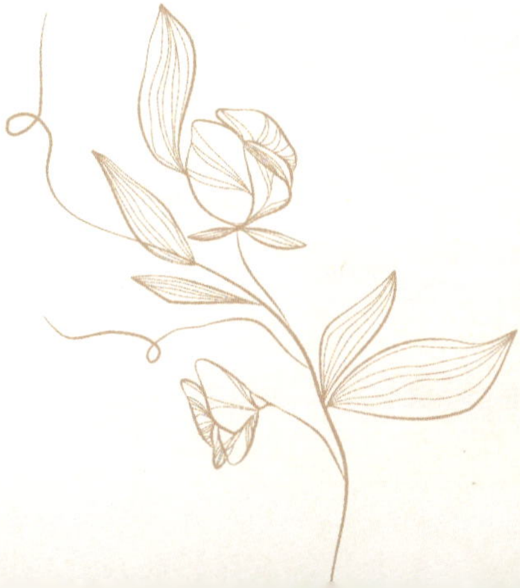

Sie brauchen

- 1 TL schwarzes Maca-Pulver
- 1 TL getrocknete Ginsengwurzel (kann durch Taigawurzel ersetzt werden)
- 1 TL Damiana-Blätter
- ½ TL Kardamomsamen (wärmt das »untere Feuer«)
- ½ TL Zimtrinde
- 1 TL Honig (wahlweise mit etwas Propolis)
- 250 ml Wasser
- 1 Sieb

So geht's

1. Ginseng, Damiana, Kardamom und Zimt in einem Topf mit Wasser zum Kochen bringen.
2. 10 Minuten sanft köcheln lassen, dann abseihen.
3. Maca-Pulver unterrühren und mit Honig süßen.

Anwendung und Haltbarkeit

Täglich eine Tasse warm genießen, idealerweise kurmäßig über sechs bis acht Wochen, danach eine zweiwöchige Pause einlegen.

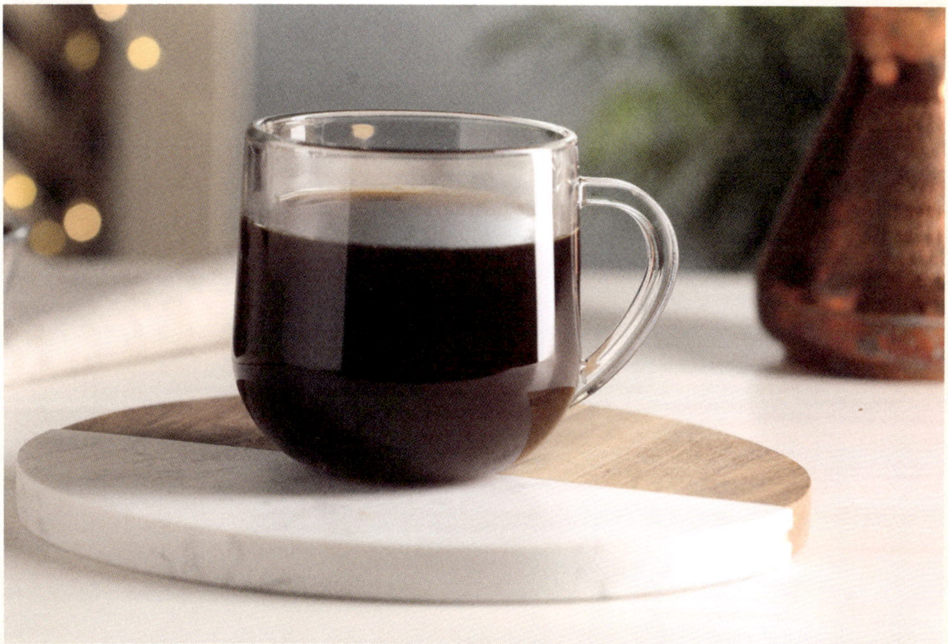

Männerelixier

Im Mittelalter war Männlichkeit noch eine Frage des Schwerts, der Stimme und – na klar – der Vitalität. Und wenn der Mann in die Jahre kam und das »Feuer des Lebens« etwas glimmte statt loderte, dann wurde nicht verzagt, sondern gerührt, gekocht und destilliert. Einer, der besonders gern an der alchemistischen Lebensflamme drehte, war Paracelsus – Arzt, Philosoph und Freigeist mit einer ordentlichen Portion Selbstbewusstsein. Er sprach vom »Arcanum«, also vom geheimen Wesenskern der Pflanzen, und war überzeugt: Wer die richtige Mischung findet, kann den Körper stärken, die Seele heben und – man höre und staune – auch das männliche Feuer wieder entfachen.

Dass Paracelsus sich besonders gern mit Tinkturen, Elixieren und feurig-würzigen Rezepturen beschäftigte, überrascht wenig. Schließlich lebte er in einer Zeit, in der man(n) nur so gut war wie seine Lebenskraft – und Kräuter die Apotheke der Natur darstellten.

Heute wissen wir: Viele dieser traditionellen Pflanzen wurden später wissenschaftlich untersucht – und siehe da, die alten Meister lagen gar nicht so falsch. Werfen wir also einen Blick auf die heutigen Stars im Elixier nach Paracelsus:

Das bereits erwähnte Ginseng gilt in der Naturheilkunde als sogenanntes Adaptogen – eine Pflanze, die dem Körper hilft, besser mit Stress umzugehen und gleichzeitig Energie zu mobilisieren. Studien zeigen, dass Ginseng sich positiv auf die Libido, die kognitive Leistung und sogar die Spermienqualität auswirken kann.[28]

Rosmarin ist mehr als ein Küchengewürz: Er regt die Durchblutung an, belebt den Geist und unterstützt die Testosteronproduktion. Besonders bei nachlassender Vitalität und geistiger Müdigkeit ein echter Muntermacher.

Brennnesselsamen sind in der Volksmedizin schon lange ein Geheimtipp für Männer. Sie stärken die Nierenenergie (in der TCM dem Yang zugeordnet), unterstützen die Potenz und enthalten viele Mineralstoffe wie Eisen und Zink.

Ingwer schließlich bringt ordentlich Wärme ins Spiel – nicht nur im Magen, sondern im ganzen System. Durchblutungsfördernd, entzündungshemmend und als natürlicher »Kreislauf-Kick« bekannt, macht er das Elixier auch geschmacklich rund.

Sie brauchen

- 1 EL Ginsengwurzel (Pulver oder grob geschnitten)
- 1 TL Rosmarin (frisch oder getrocknet)
- 1 TL Brennnesselsamen
- 1 kleines Stück Ingwer (2 cm, in Scheiben)
- 300 ml Wasser
- 1 TL Honig (optional)
- 1 Spritzer Zitronensaft
- 1 Teetasse
- 1 Teesieb

So geht's

1. Wasser zum Kochen bringen, dann Ginseng, Rosmarin, Ingwer und Brennnesselsamen zugeben.
2. Alles etwa 10 Minuten leicht köcheln lassen.
3. Abseihen, mit Honig und Zitrone abschmecken – und warm trinken.

Anwendung und Haltbarkeit

Täglich morgens oder am frühen Nachmittag trinken, nicht abends, da Ginseng und Rosmarin aktivierend wirken. Ideal als Kur über vier bis sechs Wochen.

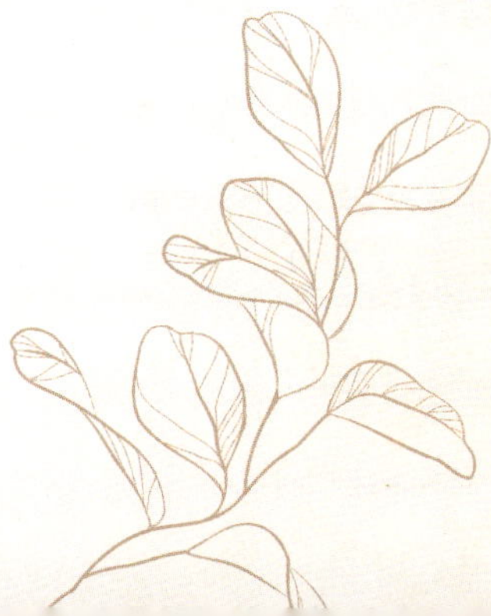

Nerventee für Männer

Manchmal läuft alles – und doch läuft man innerlich auf Reserve. Der Kopf rattert, der Schlaf wird flacher, und der Feierabend fühlt sich eher nach Standby als nach Erholung an.

Viele Männer merken das erst, wenn der Motor ruckelt. Wenn der innere Drehzahlmesser dauerhaft im roten Bereich hängt, das Getriebe knirscht – und der Tank gefühlt nie ganz voll wird, obwohl man brav »nachfüllt«.

Dabei geht's nicht um Schwäche, sondern um Wartung. Ein Motor braucht Pflege, Ölstand, frische Luft – und gelegentlich einen Boxenstopp. Dieses Nerventonikum ist genau das: ein pflanzlicher Boxenstopp für Herz, Kopf und Nerven.

Es wirkt nicht sedierend, sondern ausgleichend. Es ist kein Beruhigungsmittel, sondern ein Ruhigmacher mit Rückgrat – für Tage, an denen zu viel los ist, aber zu wenig Kraft bleibt.

Und wie bringt man den inneren Motor wieder zum Schnurren? Nicht mit Vollgas, sondern mit Pflanzen, die das Nervensystem regulieren, ohne es auszubremsen. Dieses Tonikum ist keine Einschlafhilfe und kein emotionaler Weichzeichner, sondern ein Kräuterkompass für bessere Steuerung, wenn Konzentration, Geduld oder Lebensfreude zu entgleiten drohen.

An erster Stelle steht die Passionsblume (*Passiflora incarnata*). Sie wurde schon von den indigenen Völkern Südamerikas zur Beruhigung von »Herz und Geist« eingesetzt – heute weiß man: Ihre Flavonoide und Harman-Alkaloide wirken direkt am Stoffwechsel des Nervenbotenstoffs namens GABA, eine Art körpereigenem Bremssystem. Studien zeigen, dass Passionsblume nervöse Unruhe, leichte Angstzustände und Einschlafstörungen lindern kann – ganz ohne Abhängigkeitspotenzial.

Lavendelblüten bringen mehr als nur Duft. Ihre ätherischen Öle, allen voran Linalool, haben eine ausgleichende Wirkung auf das vegetative Nervensystem. Ob bei Spannungskopfschmerzen, Einschlafproblemen oder innerer Unruhe: Lavendel beruhigt, ohne müde zu machen, und hellt die Stimmung auf.

Die Taigawurzel (*Eleutherococcus senticosus*) ist ein klassisches Adaptogen – also eine Pflanze, die hilft, Stress besser zu verkraften, ohne den Körper zu belasten. In der russischen Phytotherapie wurde sie jahrzehntelang im Leistungssport, bei Angestellten in Schichtarbeit und sogar in der Raumfahrt eingesetzt. Studien belegen, dass die Taigawurzel die mentale Leistungsfähigkeit, Ausdauer und Stressresistenz verbessert – ideal bei Dauerbelastung.

Haferkraut, auch als »grüner Hafer« bekannt, wird traditionell bei nervöser Erschöpfung, Reizbarkeit und leichter Depression verwendet. Seine Nährstoffe (vor allem Kieselsäure, Vitamin B1 und Avenanthramide) beruhigen das überreizte Nervensystem – ohne zu dämpfen. Man könnte sagen: Haferkraut ist wie eine innere Umarmung in Teeform.

Und dann ist da noch die Zitronenmelisse: ein echtes Allround-Talent. Sie beruhigt das Herz, entspannt die Verdauung, mildert Reizbarkeit und unterstützt die Balance bei hormonbedingter Unruhe. In der traditionellen Heilkunde galt sie als Pflanze, die das »Gemüt klärt« – und das trifft es bis heute.

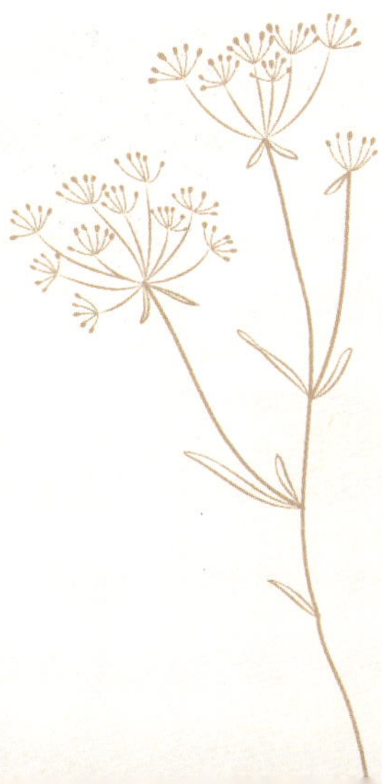

Sie brauchen

- 30 g Passionsblumenkraut
- 25 g Haferkraut
- 20 g Zitronenmelisse
- 15 g Lavendelblüten
- 10 g Taigawurzel (fein geschnitten)
- 1 Teedose
- 1 Teetasse
- 1 Teesieb

So geht's

Geben Sie alle Kräuter in die Teedose und schütteln Sie sie kräftig durch.

Anwendung und Haltbarkeit

Schütteln Sie die Teedose vor der Verwendung, nehmen Sie einen Esslöffel der Mischung und übergießen Sie sie mit 250 Milliliter heißem Wasser, zehn Minuten abgedeckt ziehen lassen, abseihen. Trinken Sie ein bis zwei Tassen täglich – morgens für Stabilität, abends für innere Ruhe.

Kur-Tipp

Über drei bis vier Wochen regelmäßig trinken, dann eine Pause von einer Woche.

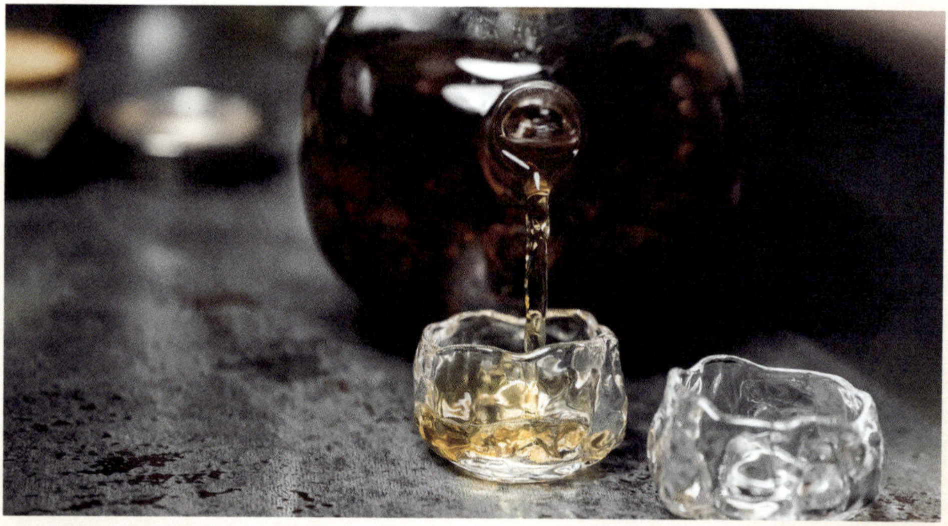

Bart- und Haartonikum

Es beginnt oft schleichend – ein paar Haare auf dem Kissen, eine etwas durchsichtiger gewordene Schläfe, ein Bart, der früher dichter war. Und irgendwann steht man vor dem Spiegel, kneift die Augen zusammen und fragt sich: War das da gestern auch schon so?

Dabei geht es hier nicht nur um Eitelkeit, sondern um das Bedürfnis, sich wohlzufühlen in der eigenen Haut – und im eigenen Haar. Sich zu pflegen statt zu kaschieren. Und sich etwas Gutes zu tun, bevor der Griff zum 3-in-1-Duschgel wieder gewinnt.

Schon im Mittelalter war Haarpflege mehr als Kosmetik. Kräuterauszüge wurden zum Stärken der Haarwurzeln, zum Reinigen der Kopfhaut und zur Anregung des Wachstums genutzt – mit Pflanzen, die wir heute fast vergessen hätten, wären da nicht ein paar kluge Köpfe gewesen, wie Hildegard von Bingen, die Brennnessel empfahl, oder Paracelsus, der auf Rosmarin schwor.

Dieses Bart- und Haartonikum knüpft an dieses alte Wissen an – nicht als Wunderwaffe gegen Haarausfall, sondern als kräftigende, klärende Pflanzenpflege mit Wurzelkontakt. Für Menschen mit Haupt- oder Gesichtshaar, die ihr Spiegelbild nicht optimieren, sondern wertschätzen wollen.

Und dies sind unsere Pflanzen-Power-Stars:

Allen voran die Brennnessel: Seit Jahrhunderten wird sie zur Pflege der Kopfhaut verwendet – nicht nur wegen ihrer entgiftenden Wirkung, sondern auch, weil sie die Durchblutung anregt und wertvolle Mineralstoffe wie Eisen, Kieselsäure und Zink liefert. In der Volksheilkunde galt ein Brennnesselauszug als DAS Mittel gegen »fahle Kopfhaut und schwaches Haar«. Moderne Studien zeigen, dass Brennnesselextrakte – wie oben bereits erwähnt – sogar das Enzym hemmen können, das beim hormonell bedingten Haarausfall (5-Alpha-Reduktase) eine Rolle spielt.[29]

Rosmarin ist mehr als ein Küchenkraut: Er belebt die Kopfhaut, fördert die Mikrozirkulation und stimuliert die Haarwurzeln. In einer klinischen Studie wurde Rosmarinöl sogar mit Minoxidil verglichen – mit ähnlichem Effekt bei weniger Nebenwirkungen.[30] Wer also denkt, Rosmarin sei nur zum Würzen da, sollte ihn ruhig mal auf den Scheitel lassen.

Salbei bringt Ordnung in die Talgproduktion und wirkt antibakteriell. Gerade bei fettiger oder empfindlicher Kopfhaut hilft er, das Hautmilieu ins Gleichgewicht zu bringen – ideal auch bei leichtem Juckreiz oder Spannungsgefühl.

Zinnkraut (auch bekannt als Ackerschachtelhalm) liefert Kieselsäure, einen wichtigen Baustoff für Bindegewebe, Haut und Haar. Es stärkt die Struktur und kann bei regelmäßiger Anwendung das Haar widerstandsfähiger machen – von der Wurzel bis zur Spitze.

Und dann wäre da noch der Apfelessig – nicht jedermanns Lieblingsduft, aber ein echter Alleskönner in der Pflanzenpflege. Er senkt den pH-Wert der Mischung, wirkt leicht desinfizierend und macht das Haar geschmeidiger. Wer ihn einmal ausprobiert hat, wird schnell merken: Die Kopfhaut liebt ihn mehr als die Nase.

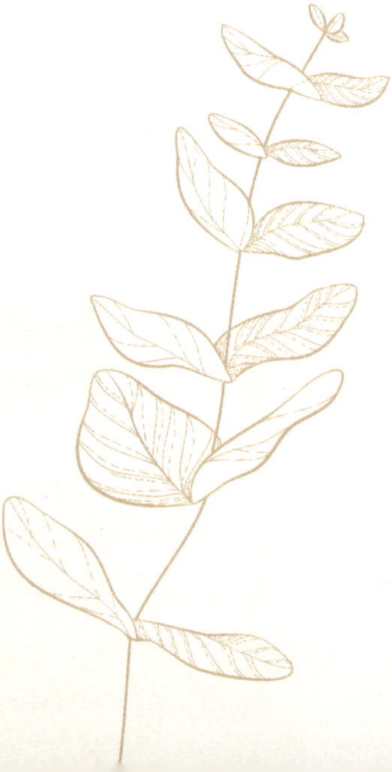

Sie brauchen

- 1 EL Brennnesselblätter (frisch oder getrocknet)
- 1 EL Rosmarin (frisch oder getrocknet)
- 1 TL Salbeiblätter
- 1 TL Zinnkraut
- 200 ml Apfelessig
- 200 ml Wasser
- 1 feines Sieb
- 1 Schraubglas und 1 Sprühflasche

So geht's

1. Kräuter mit Wasser und Essig in ein Glas geben, verschließen.
2. 2 Wochen an einem warmen Ort ziehen lassen (Heizung oder Fensterbank), täglich schütteln.
3. Durch das Sieb abseihen und in eine Sprühflasche füllen.

Anwendung und Haltbarkeit

In die Kopfhaut oder den Bartansatz einmassieren, nicht ausspülen; zwei- bis dreimal pro Woche anwenden.

Optional mit ein paar Tropfen Rosmarinöl parfümieren. Hält kühl gelagert zwei bis drei Monate.

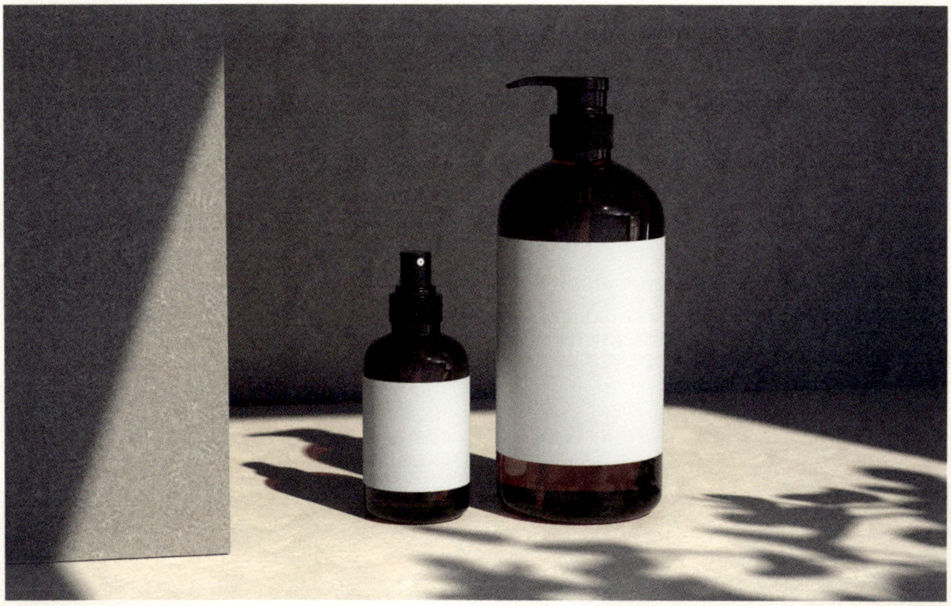

Schlusswort

Wenn Sie dieses Buch nun aus der Hand legen, behalten Sie mehr in sich als ein paar Rezepte. Sie hören den leisen Nachhall einer uralten Tradition, die nie laut war, aber immer kraftvoll, die von Wurzeln erzählt, vom Beobachten, vom Lauschen – und vom Vertrauen in das, was wächst.

Ich verneige mich an dieser Stelle ein letztes Mal vor den großen Heilkundigen vergangener Zeiten. Vor Dioskurides, Hildegard von Bingen, Trotula von Salerno, Paracelsus, Bock – und all den namenlosen Frauen und Männer, die in Klöstern, auf Märkten oder im Schatten alter Bäume ihr Wissen bewahrt und weitergegeben haben. Sie alle haben den Grundstein gelegt für eine Heilkunde, die auch heute noch Wege weist: mit Geduld, mit Einfachheit und mit tiefem Respekt vor der Natur.

Dieses Buch ist kein Denkmal. Es ist eine Einladung – eine Erinnerung daran, dass Heilung nicht immer groß beginnt, sondern oft im Kleinen: mit einem Tee, einem Tropfen, einem achtsamen Moment.

Die Natur ist ein Wunder an Intelligenz. Sie reguliert, balanciert, heilt – auf eine Weise, die wir oft erst dann wieder zu schätzen wissen, wenn alles andere versagt hat. Der Mensch hat viel gelernt, viel erforscht, viel optimiert. Aber immer dann, wenn er glaubte, es besser zu wissen als die Natur, fiel er früher oder später auf die Nase. Und kehrte – manchmal leise, manchmal beschämt – zu ihr zurück.

Ich danke Ihnen von Herzen für Ihre Neugier, Ihr Interesse und Ihre Bereitschaft, sich auf die alten Wege der Heilpflanzenkunde einzulassen. Vielleicht steht schon bald ein selbst angesetzter Tee auf Ihrem Tisch, vielleicht duftet es in Ihrer Küche nach Kräutern, vielleicht wird ein Salbentiegel Ihr neues Abendritual. Lassen Sie sich ermutigen, die Rezepte auszuprobieren, zu spüren, was Ihnen guttut – und dabei Ihre ganz eigene Verbindung zur Natur wiederzuentdecken.

Möge dieses Buch Sie auch ermutigen, der Natur wieder mehr zuzutrauen. Nicht aus Romantik, sondern aus Einsicht. Nicht, weil sie laut ist – sondern, weil sie wirkt.

Denn die Natur will uns nicht überreden. Sie lädt uns ein.

Es liegt an uns, ihr wieder zuzuhören.

Herzlichst,

Ihre Melanie Wenzel

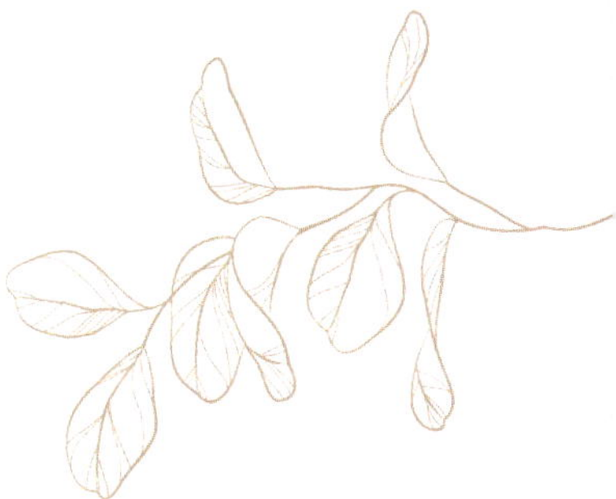

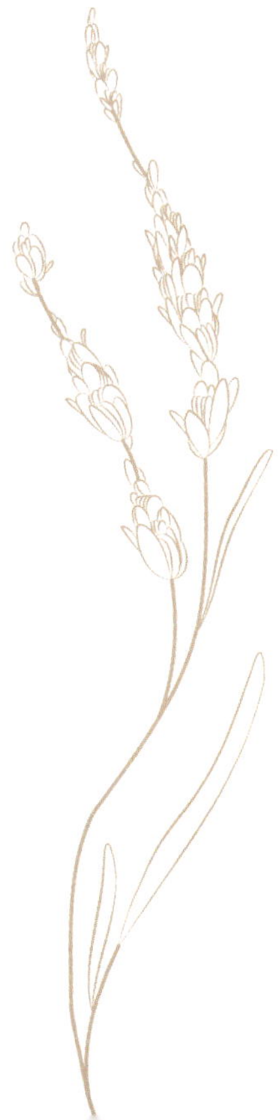

Verwendete Literatur

Green, Monica H. (2001): *The Trotula. A Medieval Compendium of Women's Medicine.* University of Pennsylvania Press, Philadelphia

Dioskurides, Pedanios (2023): *Arnzeimittellehre.* Übersetzt von Julius Berendes. Boer, München

Mayer, Johannes Gottfried; Goehl, Konrad (2021): *Kräuterbuch der Klostermedizin: Der ›Macer Floridus‹. Medizin des Mittelalters.* Reprint Verlag, Leipzig

Mayer, Johannes Gottfried; Uehleke, Bernhard; Saum, Kilian Pfarrer (2013): *Das große Handbuch der Klosterheilkunde.* ZS, München

Wenzel, Melanie (2013): *Meine besten Heilpflanzenrezepte für eine gesunde Familie.* GU, München

Quellen

1 »Dosis sola facit, ut venenum non sit«. Aus: Die dritte Defension wegen des Schreibens der neuen Rezepte. In: Paracelsus, Theophrast: Septem Defensiones 1538. Werke. Bd. 2, Darmstadt 1965. Erste deutsche Ausgabe: Basel (Perna) 1574

2 Bühring, U. (2020). *Alles über Heilpflanzen. Erkennen, anwenden und gesund bleiben.* Eugen Ulmer Verlag, Stuttgart

3 Husnu Can Baser, K.; Buchbauer, G. (2015): *Handbook of Essential Oils. Science, Technology, and Applications,* Second Edition. CRC Press, Boca Raton

4 Von Bruchhausen, F.; Ebel, S.; Hackenthal, E.; Holzgrabe; U., Hrsg. (2013): *Hagers Handbuch der pharmazeutischen Praxis.* Folgebuch 5 (Stoffe L–Z). Stichwort Lini semen (Leinsamen). Springer, Berlin

5 Singh, K. S.; Kumar, S.; Mohanty, A. K.; Grover, S.; Kaushik, J.K. (2018): »Mechanistic insights into the host-microbe interaction and pathogen exclusion mediated by the Mucus-binding protein of Lactobacillus plantarum.« *Scientific Reports,* 8(1). S. 14198

6 Die Rezeptur und Anwendung des Pelargonien-Mischpulvers basieren auf den überlieferten Schriften der Hildegard von Bingen, insbesondere der *Physica,* der *Causae et Curae* und wird in der modernen Hildegard-Medizin nach W. Strehlow weitergeführt. Die Zubereitung kann je nach Quelle leicht variieren, folgt jedoch stets dem Prinzip der harmonisierenden, stärkenden und reinigenden Wirkung pflanzlicher Bestandteile.
von Bingen, Hildegard (2012): *Heilsame Schöpfung. Die natürliche Wirkkraft der Dinge. Physica.* Band 5. Hrsg. von der Abtei St. Hildegard, Eibingen. Beuroner Kunstverlag, sowie von Bingen, Hildegard (2011): *Ursprung und Behandlung der Krankheiten. Causae et Curae.* Band 2. Hrsg. von der Abtei St. Hildegard, Eibingen. Beuroner Kunstverlag Strehlow, Wighard (2000): *Hildegard-Heilkunde von A–Z. Gesund von Kopf bis Fuß.* Knaur, München

7 Dr. Bidani's Centre for Homoeopathy. *Master's Quotes on Homoeopathic Heart Tonic – Crataegus Oxycantha.* Aufgerufen am 11. Juni 2025, verfügbar unter: https://drbidani.com/publications/professional-articles/materia-medica/masters-quotes-on-homoeopathic-heart-tonic-crataegus-oxycantha/?utm_source=chatgpt.com

8 Blumenthal, Mark; Busse, Werner R; et al. Hrsg. (1998): *The Complete German Commission E Monographs: Therapeutic Guide to Herbal Medicines.* American Botanical Council. Churchill Livingston, London

9 European Scientific Cooperative on Phytotherapy (ESCOP) (2003): *ESCOP Monographs: Crataegi folium cum flore (Hawthorn leaf and flower).* 2. Aufl. Thieme Verlag, Stuttgart

10 Perrinjaquet-Moccetti, T.; Busjahn, A.; Schmidlin, C.; Schmidt, A.; Bradl, B.; Aydogan, C. (2008): »Food supplementation with an olive (Olea europaea L.) leaf extract reduces blood pressure in borderline hypertensive monozygotic twins.« *Phytotherapy Research,* 22(9). S. 1239–1242

11 Moss, M.; Oliver, L. (2012): »Plasma 1,8-cineole correlates with cognitive performance following exposure to rosemary essential oil aroma.« *Therapeutic Advances in Psychopharmacology,* 2(3). S. 103–113

12 Sayorwan, W.; Ruangrungsi, N.; Piriyapunyporn, T.; Hongratanaworakit, T.; Kotchabhakdi, N.; Siripornpanich, V. (2013): »Effects of Inhaled Rosemary Oil on Subjective Feelings and Activities of the Nervous System.« *Scientia Pharmaceutica,* 81(2). S. 531–542

13 Cases, J.; Ibarra, A.; Feuillere, N.; Roller, M.; Sukkar, S. G. (2011): »Pilot trial of Melissa officinalis L. leaf extract in the treatment of volunteers suffering from mild-to-moderate anxiety disorders and sleep disturbances.« *Mediterranean Journal of Nutrition and Metabolism,* 4(3). S. 211–218

14 Kritsidima, M.; Newton, T.; Asimakopoulou, K. (2010): »The effects of lavender scent on dental patient anxiety levels: a cluster randomised-controlled trial.« *Community Dentistry and Oral Epidemiology*, 38(1). S. 83–87

15 Ballester, P.; Cerdá B.; Arcusa, P.; Marhuenda, J.; Yamedjeu K.; Zafrilla P., ORCID (2022): »Effect of Ginger on Inflammatory Diseases.« *Molecules*, 27(21). S. 7223

16 European Scientific Cooperative on Phytotherapy (ESCOP), Hrsg. (2003): *ESCOP Monographs: The Scientific Foundation for Herbal Medicinal Products*. 2. Aufl. Thieme, Stuttgart

17 Blumenthal, Mark; Busse, Werner R; et al. Hrsg. (1998): *The Complete German Commission E Monographs: Therapeutic Guide to Herbal Medicines*. American Botanical Council. Churchill Livingston, London

18 European Scientific Cooperative on Phytotherapy (ESCOP), Hrsg. (2003): *ESCOP Monographs: The Scientific Foundation for Herbal Medicinal Products*. 2. Aufl. Thieme, Stuttgart

19 Stough, C.; Lloyd, J.; Clarke, J.; Downey, L. A.; Hutchison, C. W.; Rodgers, T.; Nathan, P. J. (2001): »The chronic effects of an extract of *Bacopa monniera* (Brahmi) on cognitive function in healthy human subjects.« *Psychopharmacology*, 156(4). S. 481–484

20 Zhao, Y.; Qin, Y.; Hu, X.; Chen, X.; Jiang, Y.-P.; Jin, X.-J.; Li, G.; Li, Z.-H.; Yang, J.-H.; Cui, S.-Y.; Zhang, Y.-H. (2024): »Sporoderm-removed Ganoderma lucidum spores ameliorated early depression-like behavior in a rat model of sporadic Alzheimer's disease.« *Frontiers in Pharmacology*, 15, S. 1406127

21 Darbinyan, V.; Kteyan, A.; Panossian, A.; Gabrielian, E.; Wikman, G.; Wagner, H. (2000): »Rhodiola rosea in stress induced fatigue – a double blind cross-over study of a standardized extract SHR-5 with a repeated low-dose regimen on the mental performance of healthy physicians during night duty.« *Phytomedicine*, 7(5), S. 365–371

22 Ou, M.-C.; Hsu, T.-F.; Lai, A. C.; Lin, Y.-T.; Lin, C.-C. (2012): »Pain relief assessment by aromatic essential oil massage on outpatients with primary dysmenorrhea: a randomized, double-blind clinical trial.« *Journal of Obstetrics Gynaecolology Research*, 38 (5). S. 817–22

23 Chandrasekhar, K.; Kapoor, J., Anishetty, S. (2012): »A prospective, randomized double-blind, placebo-controlled study of safety and efficacy of a high-concentration full-spectrum extract of Ashwagandha root in reducing stress and anxiety in adults.« *Indian Journal of Psychological Medicine*, 34(3). S. 255–262

24 Lopresti, A. L.; Smith, S. J.; Fairchild, T. J. (2021): »Effect of an Ashwagandha (Withania somnifera) root extract on climacteric symptoms in women during perimenopause: A randomized, double-blind, placebo-controlled study.« *Journal of Obstetrics and Gynaecology Research*, 47(8). S. 2820–2829

25 Hartmann, R. W.; Mark, M.; Soldati, F. (1996): »Inhibition of 5 α-reductase and aromatase by PHL-00801 (Prostatonin®), a combination of PY102 (Pygeum africanum) and UR102 (Urtica dioica) extracts.« *Phytomedicine*, 3(2) S. 121–128

26 Gonzales, G. F.; Córdova, A.; Vega, K.; Chung, A.; Villena, A.; Góñez, C.; Castillo, S. (2002): »Effect of Lepidium meyenii (Maca) on sexual desire and its absent relationship with serum testosterone levels in adult healthy men.« *Andrologia*, 34(6), S. 367–372

27 Jang, D.-J.; Lee, M.-S.; Shin, B.-C.; Lee, Y.-C.; Ernst, E. (2008): »Red ginseng for treating erectile dysfunction: a systematic review.« *British Journal of Clinical Pharmacology*, 66(4). S. 444–450

28 Kim, H. S.; Yoon, Y. H.; Lee, S. H. (2002): »Ginseng for erectile dysfunction.« *British Journal of Clinical Pharmacology*, 54(6). S. 567–571

29 Hartmann, R. W;, Mark, M.; Soldati, F. (1996): »Inhibition of 5 α-reductase and aromatase by PHL-00801 (Prostatonin®), a combination of PY102 (Pygeum africanum) and UR102 (Urtica dioica) extracts.« *Phytomedicine*, 3(2) S. 121–128

30 Panahi, Y.; Taghizadeh, M.; Tahmasbpour Marzony, E.; Sahebkar, A. (2015): »Rosemary oil vs minoxidil 2 % for the treatment of androgenetic alopecia: a randomized comparative trial.« *SKINmed*, 13(1). S. 15–21

Register

Über die Autorin

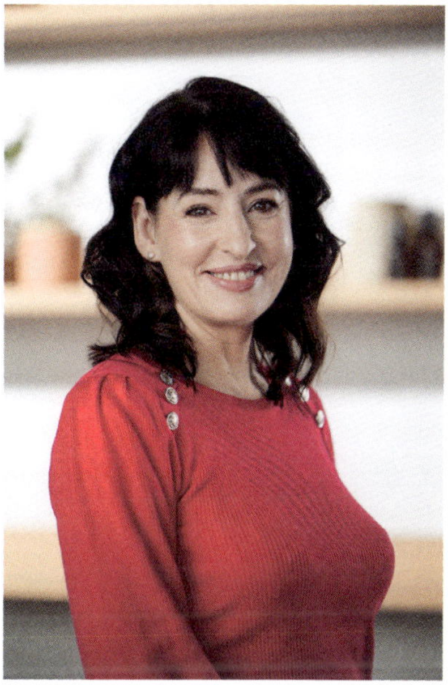

Melanie Wenzel ist Heilpraktikerin, Buchautorin und seit über 20 Jahren als TV-Expertin für Naturheilkunde unter anderem im ARD-Buffet, beim SWR und WDR bekannt. Sie hat zahlreiche erfolgreiche Bücher veröffentlicht und gilt als eine der führenden Stimmen für natürliche Frauenheilkunde – insbesondere rund um die Wechseljahre. Mit viel Herz und fundiertem Wissen begleitet sie Frauen auf diesem Weg und inspiriert sie, ihre Gesundheit selbstbestimmt in die Hand zu nehmen.

Bibliografische Information der Deutschen Nationalbibliothek
Die Deutsche Nationalbibliothek verzeichnet diese Publikation in der Deutschen Nationalbibliografie. Detaillierte bibliografische Daten sind im Internet über https://dnb.de abrufbar.

Für Fragen und Anregungen
info@m-vg.de

Wichtiger Hinweis
Dieses Buch ist für Lernzwecke gedacht. Es stellt keinen Ersatz für eine individuelle medizinische Beratung dar und sollte auch nicht als solcher benutzt werden. Wenn Sie medizinischen Rat einholen wollen, konsultieren Sie bitte einen qualifizierten Arzt. Der Verlag und die Autorin haften für keine nachteiligen Auswirkungen, die in einem direkten oder indirekten Zusammenhang mit den Informationen stehen, die in diesem Buch enthalten sind.

Ausschließlich zum Zweck der besseren Lesbarkeit wurde auf eine genderspezifische Schreibweise sowie eine Mehrfachbezeichnung verzichtet. Alle personenbezogenen Bezeichnungen sind somit geschlechtsneutral zu verstehen.

Originalausgabe
1. Auflage 2025

Türkenstraße 89
80799 München
Tel.: 089 651285-0

Vielen Dank an Gienger Küchen München für die Unterstützung.

Redaktion: Susanne Meinrenken
Umschlaggestaltung: Sonja Stiefel
Umschlagabbildung: Nils Schwarz; Shutterstock/ Merfin
Abbildungen im Innenteil: Nils Schwarz S. 47, 191; Shutterstock: /Merfin; /Shyntartanya S. 6; /Tatevosian Yana S. 8, 31, 32; /AnnaStills S. 10; /Stock Studio 4477 S. 12; /Zvonimir Atletic S. 16; /Madeleine Steinbach S. 29, 130; /Sabelskaya S.39; /Kseniakrop S. 40; /Ekaterina Gerasimchuk S. 41; /VanoVasaio S. 48; /Anna_Kim S. 54; /New Africa S. 83, 121, 149, 175; /NatalyaBond S. 84; /Velvetstock S. 87; /LightShadeVisuals S. 89; /Pixel-Shot S. 93; /ikrolevetc S. 95; /Lipatova Maryna S. 98; /ElenV S. 104; /Anna Puzatykh S. 106; /Kamila Hyhlikova S. 115; /Esin Deniz S. 116; /Krievietka S. 126; /SvetlanaLavereva S. 145; /Rimma Bondarenko S. 151; /Lazartivan S. 155; /Erhan Inga S. 168; AdobeStock: /yanadjan S. 36; /Hein Nouwens S. 38, 39, 40, 41; /Bildagentur-o S. 40; /New Africa S. 44; /MINIMAL GIRL S. 66; /Madeleine Steinbach S.74; /svetlana_cherruty S. 79; /anna.stasiia S. 140; /mescioglu S. 165; /Tatyana Gladskih S. 167; /pavel siamionov S. 180; /PIXPINE S. 183
Layout und Satz: Bernadett Limmer (schere.style.papier), München
Druck: Florjancic Tisk d.o.o., Slowenien
Printed in the EU

Wir produzieren nachhaltig
www.m-vg.de

ISBN Print 978-3-7423-2880-9
ISBN E-Book (EPUB, Mobi) 978-3-7453-2654-3